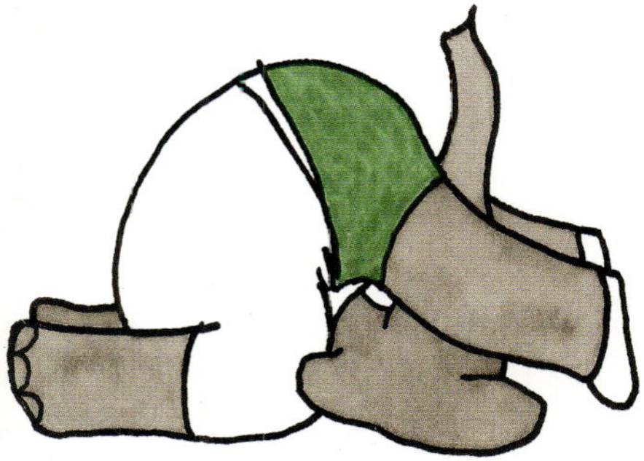

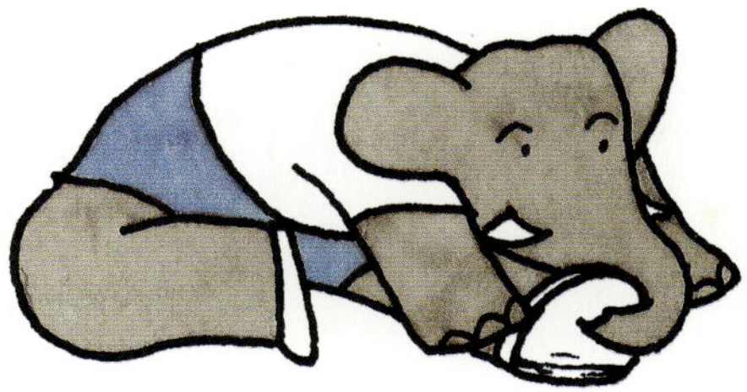

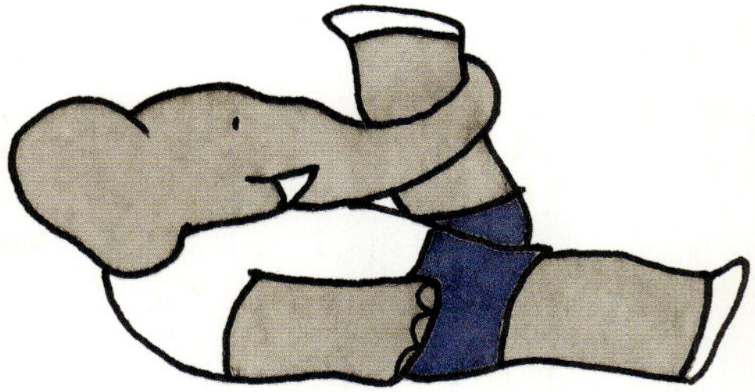

LAURENT DE BRUNHOFF

# YOGA mit BABAR

Aus dem Englischen von Veronika Straaß

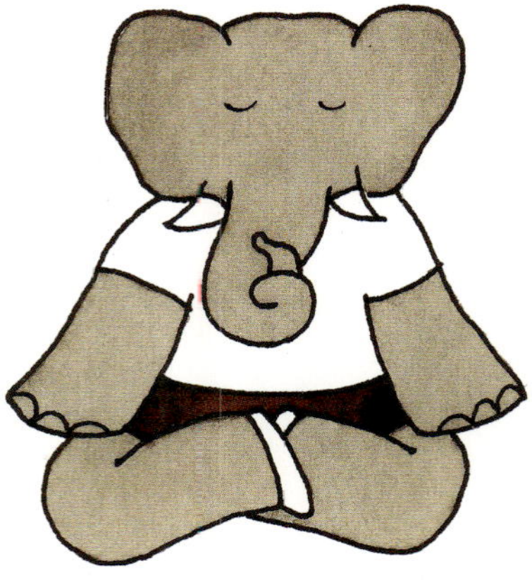

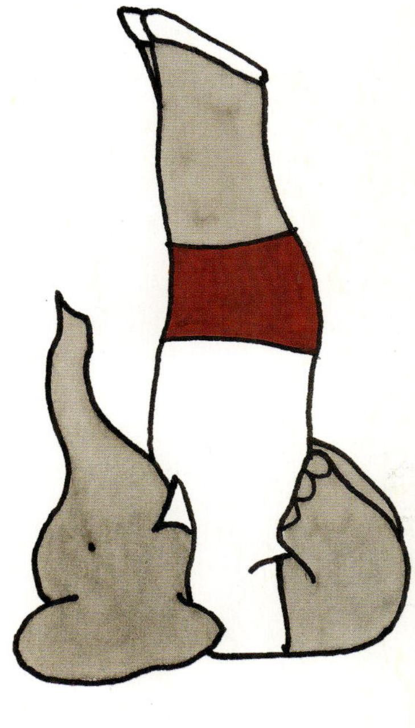

KNESEBECK

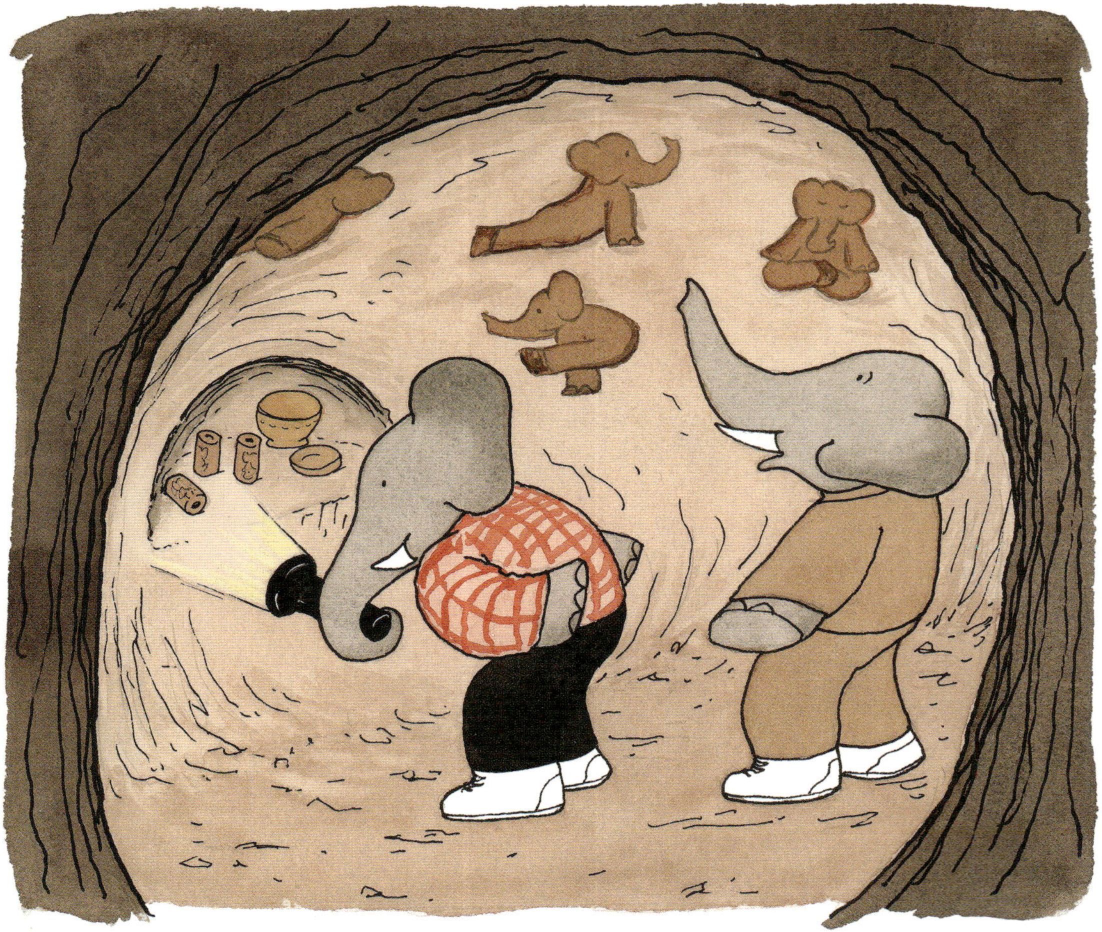

Vor ein paar Jahren untersuchten Archäologen einige Tagreisen von Celesteville entfernt eine Höhle. Sie entdeckten dort Wandmalereien von Elefanten in Yoga-Stellungen! Besonders erstaunt waren sie über die vielen kleinen Tonzylinder mit Zeichnungen, die sie fanden. Die Zylinder stammten aus der Frühzeit der Elefantenheit auf unserem Planeten, und auch sie zeigten Elefanten in Yoga-Stellungen. Als unsere Wissenschaftler die Siegel in unseren Labors in Celesteville genau unter die Lupe nahmen, trauten sie ihren Augen nicht!

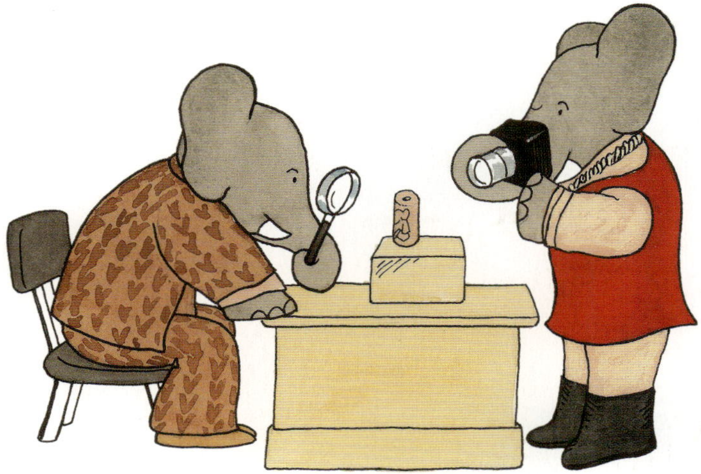

Elefanten konnten Yoga nicht nur ausüben, nein, scheinbar hatten sie es sogar erfunden. Gemeinsam mit menschlichen Yoga-Experten untersuchten Elefanten in der Nationalbibliothek monatelang diese Zylinder. Sie stellten fest, dass alle Übungen, die auf den Siegeln abgebildet sind, auch heute noch ausgeführt werden.

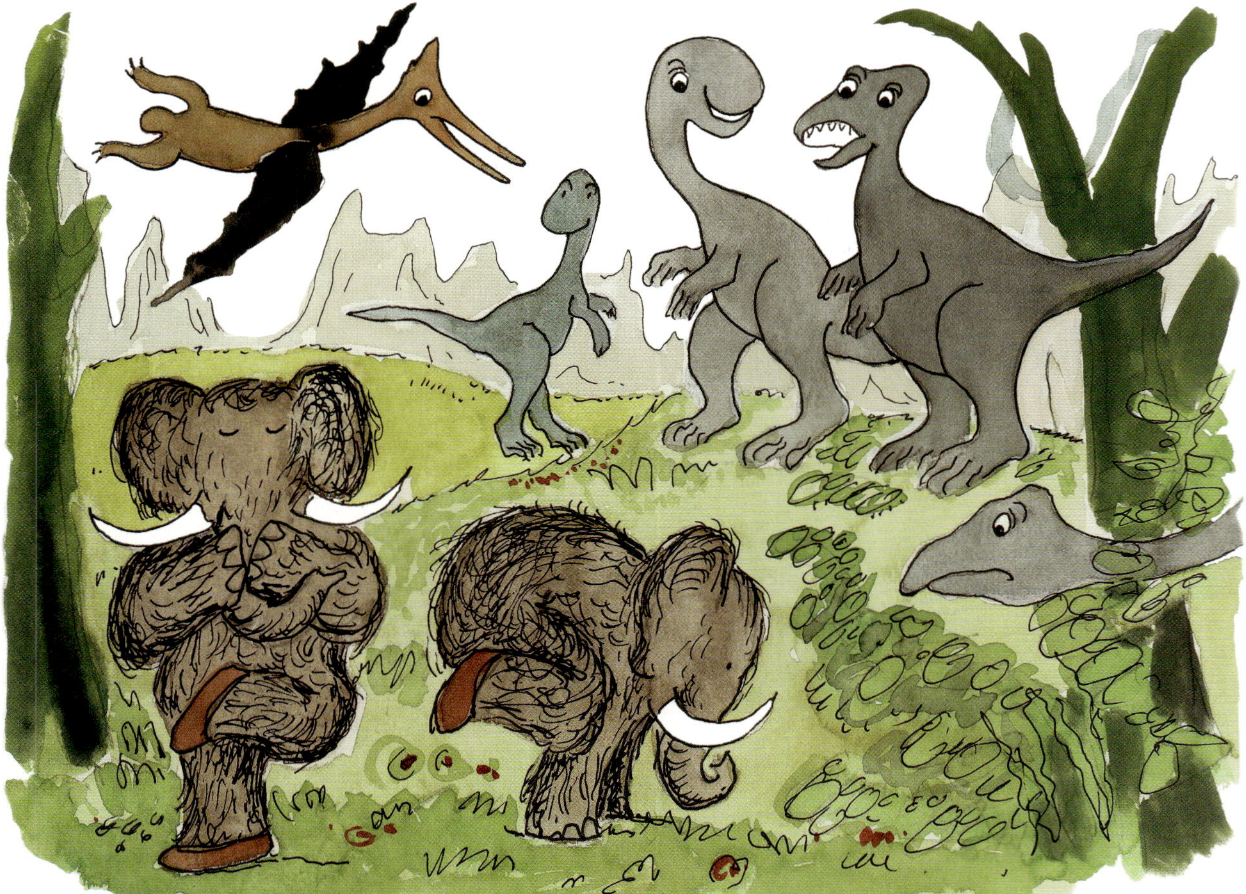

Zwischen dem Elefanten-Yoga der Frühzeit und dem Menschen-Yoga konnten die Forscher nur einen einzigen Unterschied finden: Menschen ziehen ihre Schuhe aus, wenn sie Yoga machen wollen, Elefanten dagegen ziehen dazu ihre Schuhe an; so haben sie es schon gehalten, als sie außer Schuhen noch keine Kleider trugen. Auf diesem Gemälde habe ich meine Fantasie ein wenig spielen lassen.

Yoga war unter den Elefanten in Vergessenheit geraten. Aber das Geheimnis der alten Siegel sprach sich herum, und Yoga wurde in Celesteville ungemein beliebt. Das Leben eines modernen Elefanten ist anstrengend und kompliziert. Es hat sich gezeigt, dass Yoga genau das ist, was wir in Celesteville brauchen: In der heutigen Zeit mit ihrer Hektik und ihren Anforderungen gibt uns Yoga Ruhe und lehrt uns Körperbeherrschung.

Ich selbst habe Yoga in einer Gruppe gelernt, die sich jeden Tag bei Sonnenuntergang am See getroffen hat. Als ich mehr Übung hatte, habe ich den Meister Sri Mahesh eingeladen, zu uns nach Celesteville zu kommen. Er sollte mir Unterricht für Fortgeschrittene geben. Celeste und die Kinder haben mit mir geübt, und auch mein Cousin Arthur, mein alter Freund Cornelius und Zephir der Affe haben mitgemacht. Die Kinder haben Maheshs Übungen mit Begeisterung nachgeahmt; sie waren richtig gute Yogis. Mit Yoga lernen wir, uns zu entspannen und die Energie des inneren Elefanten zu nutzen.

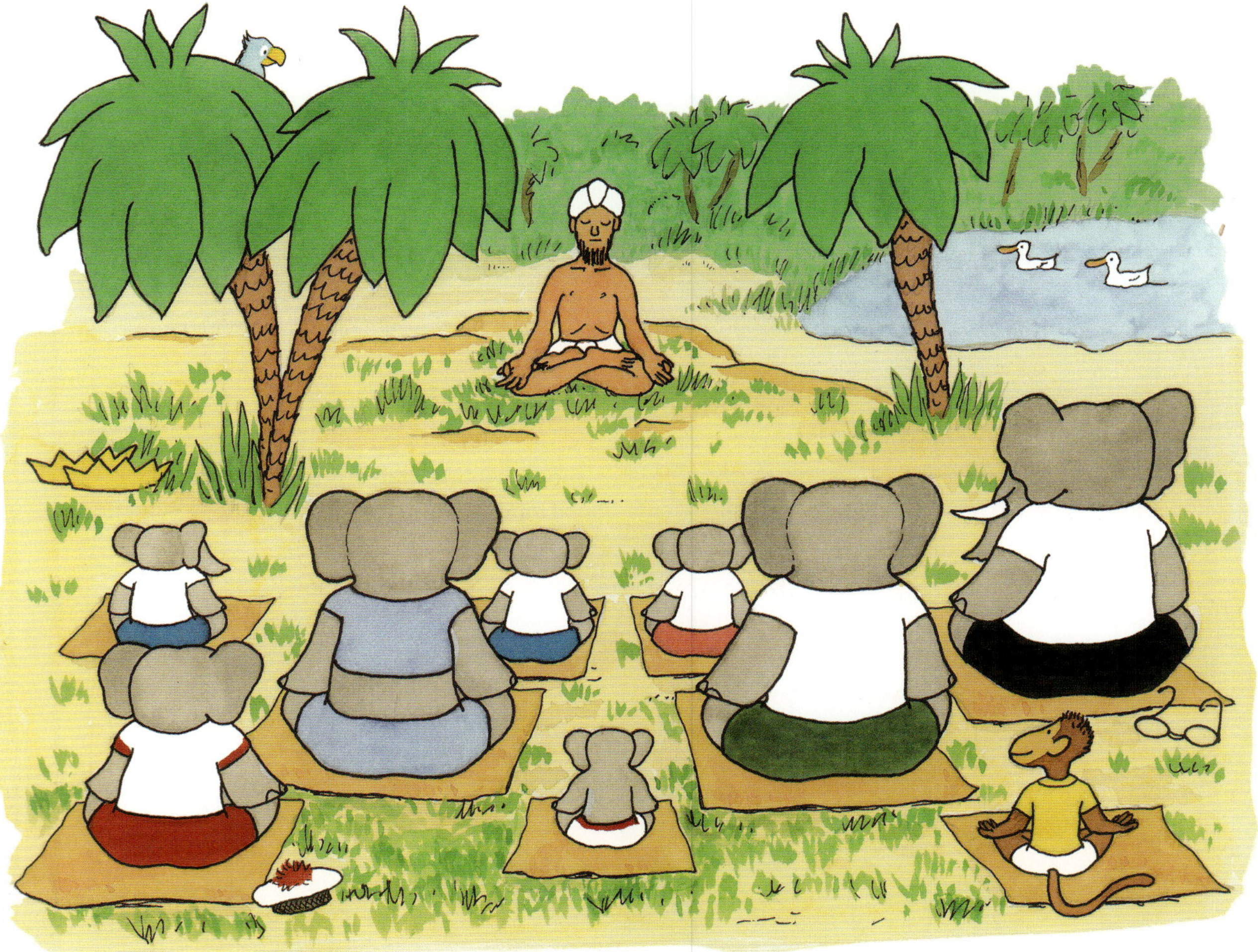

Jetzt mache ich jeden Morgen nach dem Aufstehen Yoga-Übungen. Sie helfen mir, nach dem Schlaf die Glieder zu lockern und mich auf den Tag einzustimmen. Ich beginne mit einer Reihe von Bewegungen, die Sonnengebet heißen. Und so machst du die Übungen:

1. Atme ein. Strecke die Arme über den Kopf und biege den Rücken leicht durch.
2. Atme aus. Beuge dich nach vorne, bis die Hände den Boden berühren.
3. Stütze deine Hände auf den Boden. Atme ein. Stelle deinen rechten Fuß direkt hinter deine Hände und strecke dein linkes Bein weit nach hinten. Sieh nach oben, während der Körper dicht am Boden bleibt.
4. Atme aus und stelle dabei den rechten Fuß neben den linken. Du hast jetzt die Stock-Haltung eingenommen.
5. Atme weiter aus und schiebe dabei dein Hinterteil in die Höhe. Der Kopf bleibt unten. Diese Stellung heißt Abwärtsblickender Hund.
6. Lege dich hin, sodass du mit Knien, Brust und Kinn den Boden berührst.
7. Atme ein und drücke dich dabei mit den Armen hoch. Diese Position heißt Aufwärtsblickender Hund.
8. Atme aus und nehme wieder die Stellung des Abwärtsblickenden Hundes ein.
9. Atme ein und ziehe dabei den linken Fuß vor.
10. Atme aus und hole auch den anderen Fuß vor. Gehe langsam in die Vorwärtsbeugung im Stehen über.
11. Atme ein und richte dich langsam auf, bis deine Arme wieder über den Kopf gestreckt sind.

Mit dem Sonnengebet begrüße ich den Tag und lasse frische Luft in meine Lungen strömen.

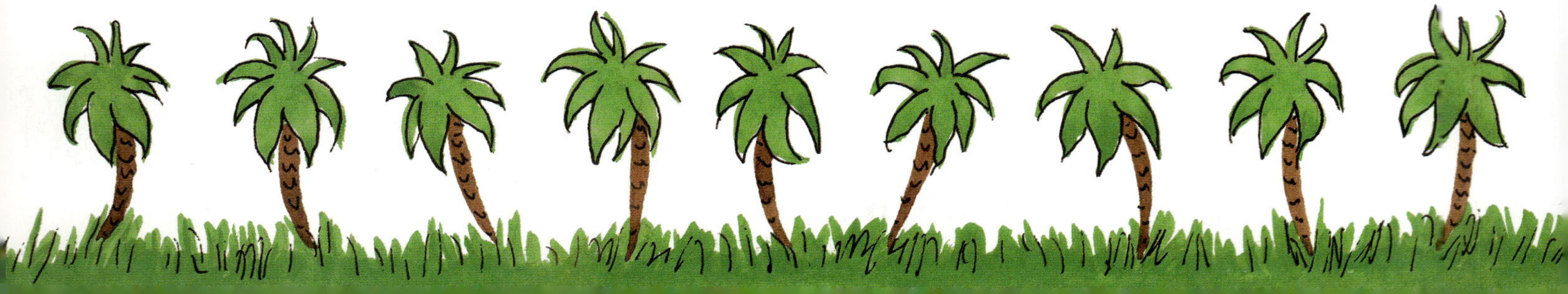

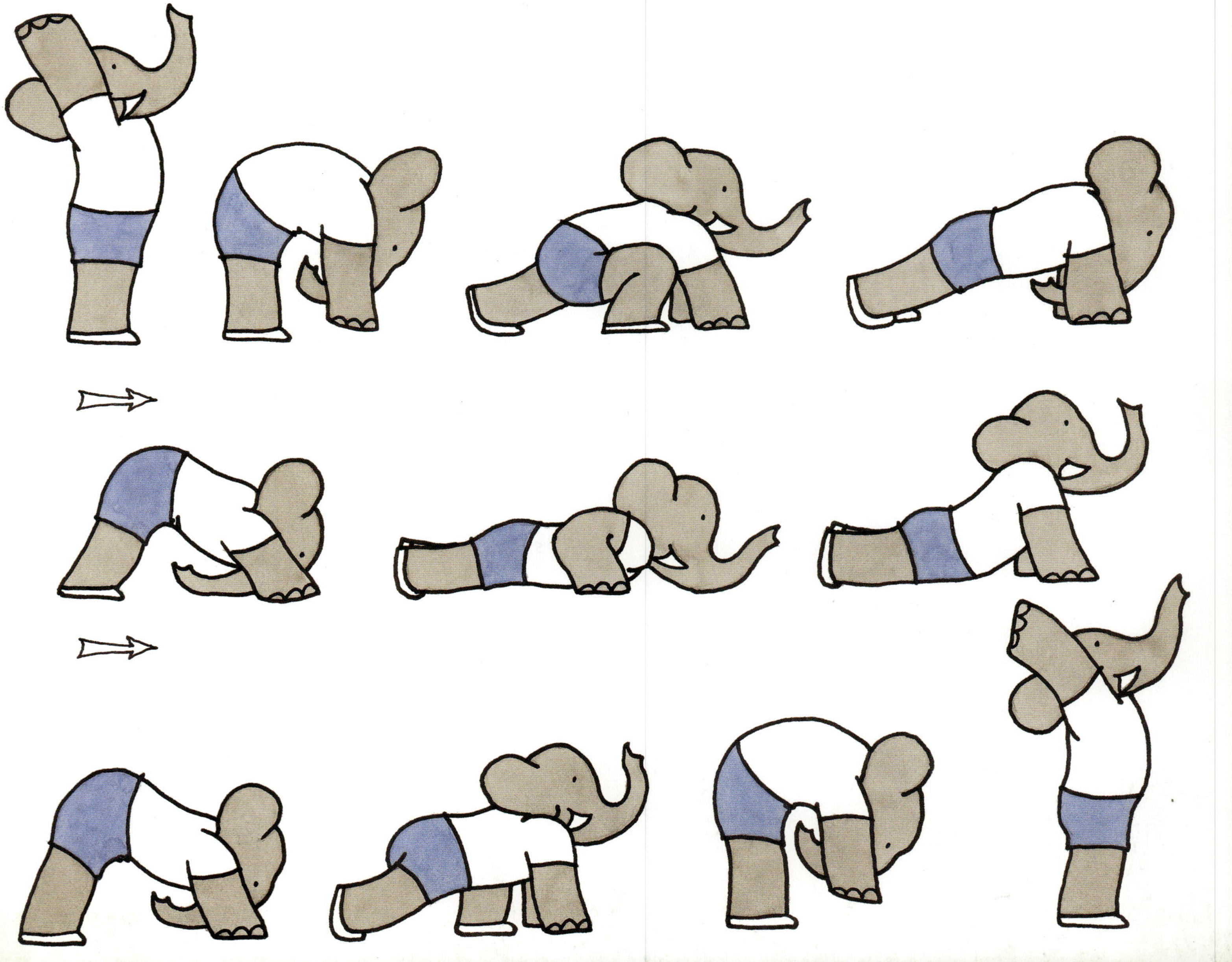

Diese Übungsreihe mache ich nach dem Sonnengebet. Sie ist ein bisschen schwieriger. Schaffst du sie auch?

1. Setze dich mit ausgestreckten Beinen hin und lege die Handflächen auf den Boden.
2. Atme ein und drücke deinen Körper nach oben. Die Knie bleiben dabei angewinkelt.
3. Atme aus und setze dich dabei so hin, dass dein Hinterteil direkt hinter den Fersen platziert ist und die Arme nach hinten gestreckt sind.
4. Strecke deine Beine nach oben.
5. Stelle deine Füße wieder auf den Boden.
6. Atme ein und stemme deinen Körper hoch – und zwar so, dass deine Beine vor dir gestreckt sind.
7. Atme wieder aus und nimm dabei die Sitzhaltung ein, mit der du begonnen hast.
8. Während du weiter ausatmest, beugst du dich nach vorne, bis die Hände deine Füße berühren. Dein Körper soll sich dabei entspannt dehnen. Ich habe herausgefunden, dass ich mich leichter dehnen kann, wenn ich meinen Rüssel um die Füße wickle.

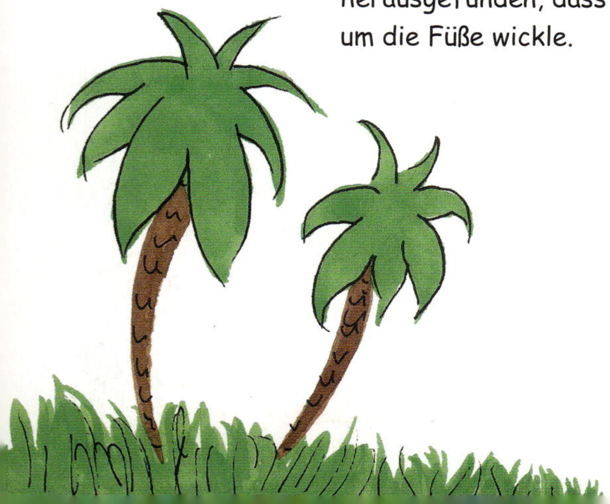

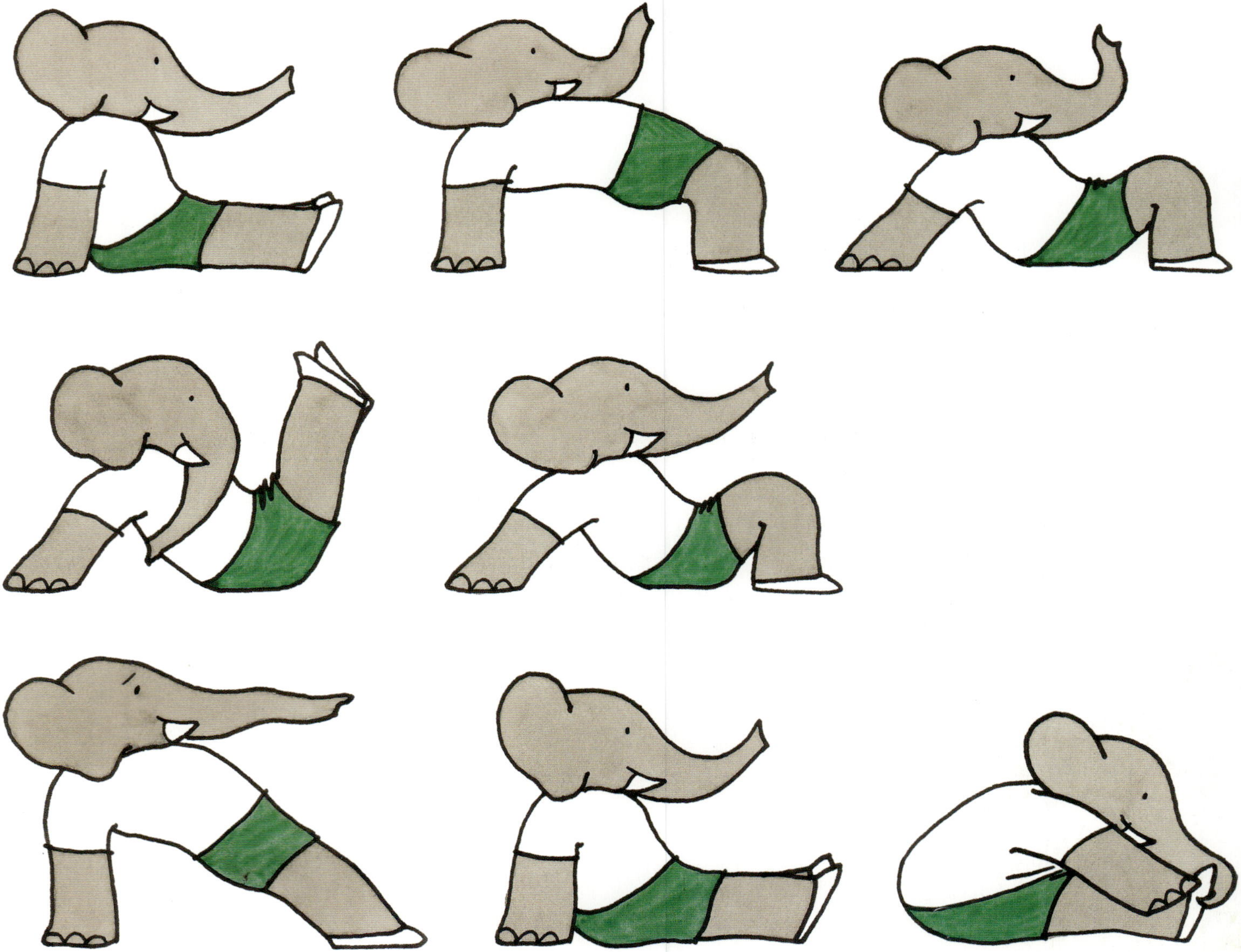

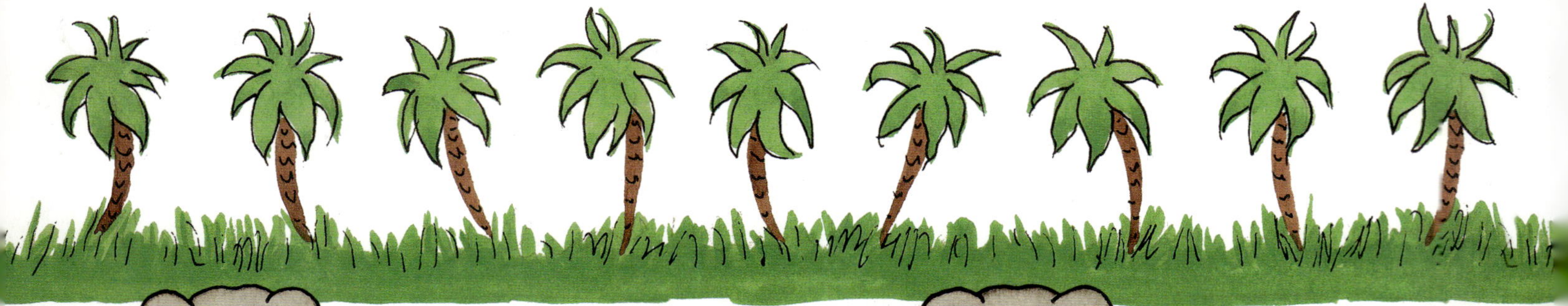

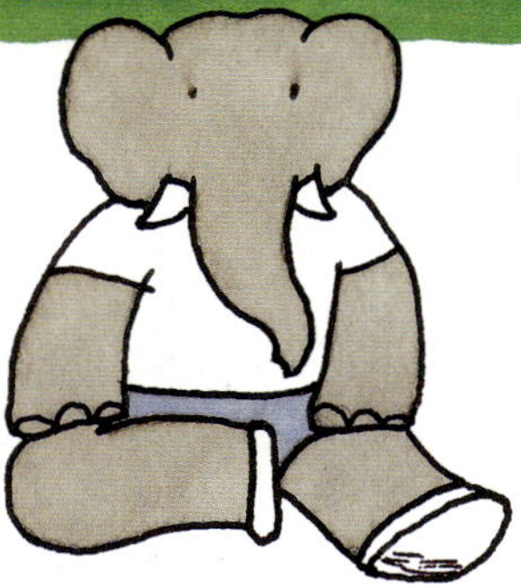

Und hier vier Dehnübungen, die ich besonders mag.

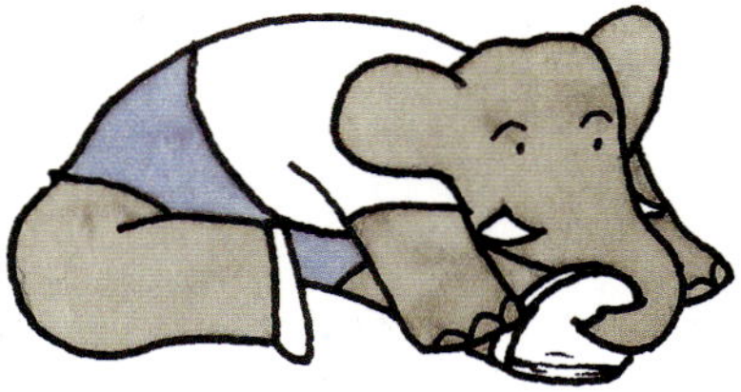

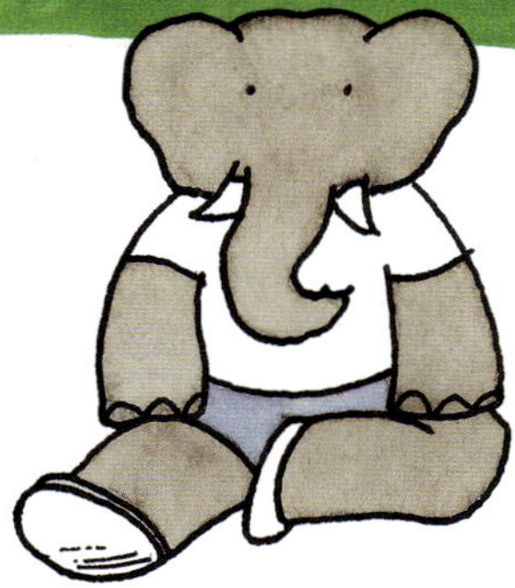

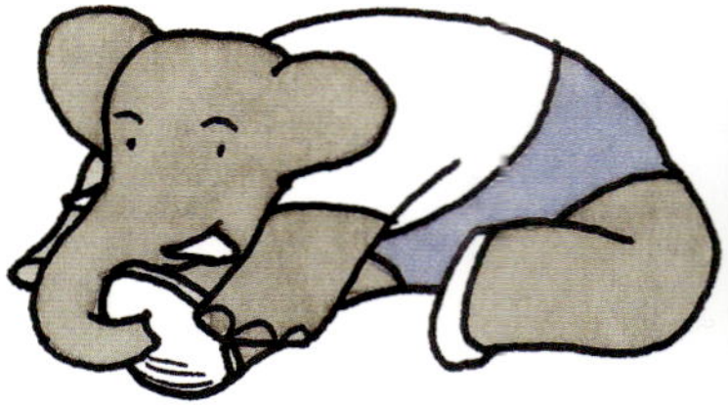

1. Setze dich so auf den Boden, dass dein linkes Bein ausgestreckt und dein rechtes Bein angewinkelt ist. Der rechte Fuß berührt den linken Oberschenkel.

Atme ein, beuge dich vor und packe den linken Fuß mit den Händen oder dem Rüssel. Atme aus und strecke dich dabei so weit wie möglich.

Geh zurück in die Ausgangsposition, aber diesmal streckst du das rechte Bein und winkelst das linke an.

Atme ein, beuge dich vor und packe deinen rechten Fuß mit den Händen oder dem Rüssel. Atme aus und strecke dich dabei so weit wie möglich.

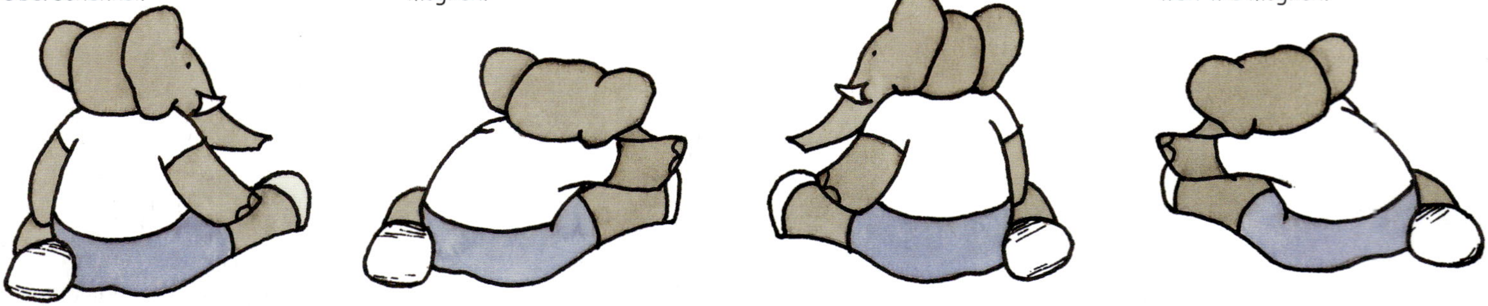

2. Die gleiche Übung kannst du machen, wenn du die Beine nach hinten anwinkelst. Zuerst winkelst du dein linkes, dann dein rechtes Bein so nach hinten an, dass die Zehen den Boden berühren.

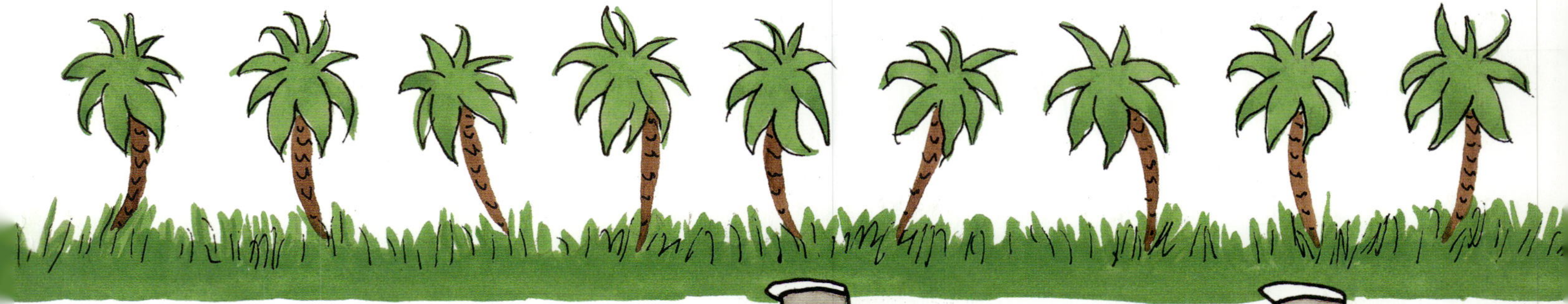

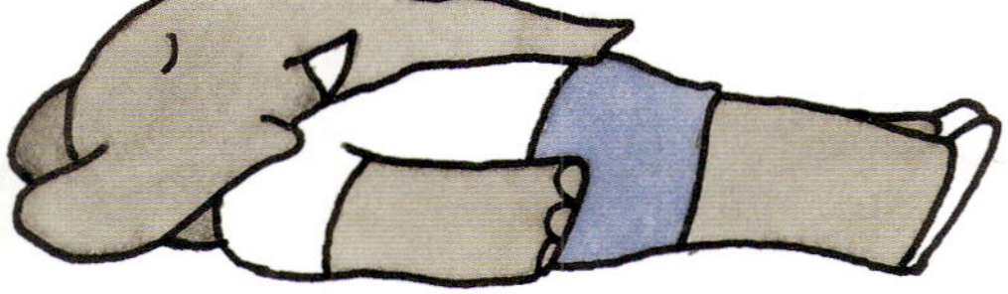

3. Lege dich in der Stellung »Toter Elefant« auf den Boden, die Arme an den Seiten, den Rüssel auf der Brust. Atme ein.

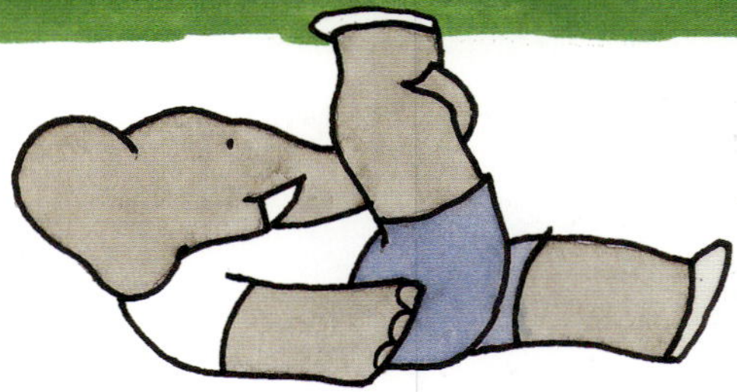

Hebe dein rechtes Bein senkrecht nach oben. Packe es mit den Händen oder dem Rüssel. Atme aus und ziehe das Bein so gerade, wie du kannst. Halte die Stellung eine Weile und

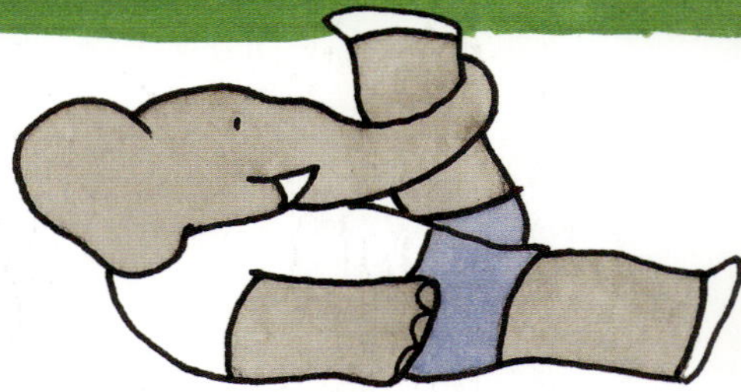

lasse das Bein langsam wieder herunter. Mache das Gleiche mit dem anderen Bein.

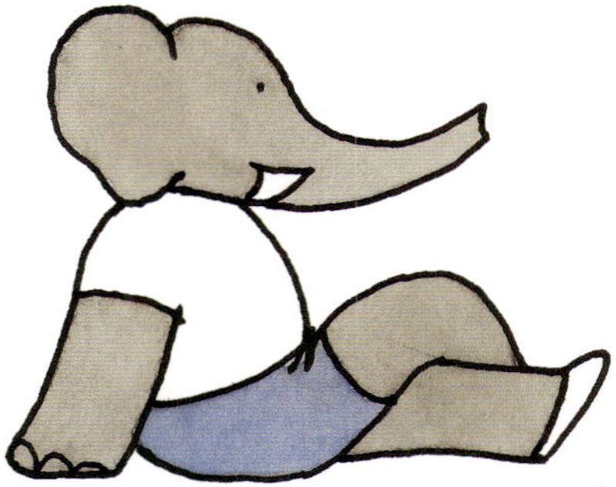

4. Setze dich auf den Boden, das linke Bein ausgestreckt, die Hände hinter dem Körper aufgestützt. Stelle deinen rechten Fuß links vom linken Knie auf den Boden. Atme ein.

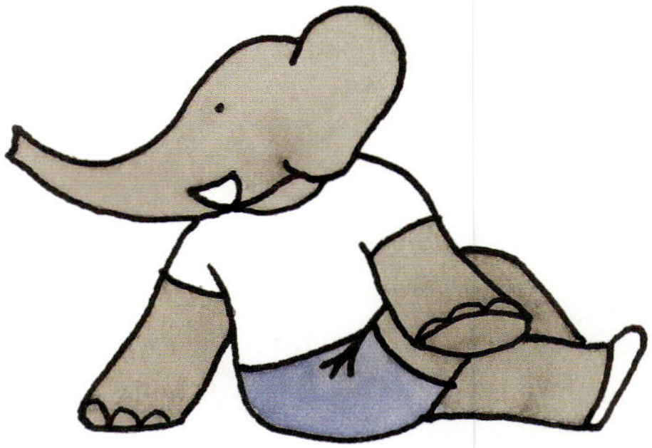

Drehe deinen Oberkörper nach rechts und lege deinen linken Ellbogen an dein rechtes Knie. Atme aus. Drücke deinen Körper in die Drehung hinein. Bleibe eine Weile in dieser Stellung.

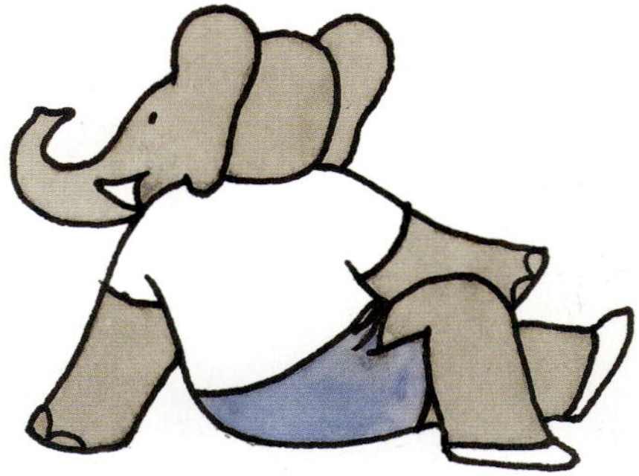

Mache das Gleiche andersherum: Der linke Fuß steht rechts vom rechten Knie. Drehe dich nach links; dabei berührt dein rechter Ellbogen dein linkes Knie. Drücke dich in die Drehung hinein und atme dabei aus.

Und noch mehr Dehnübungen:

5. Helden-Dreieck

Stelle dich mit gegrätschten Beinen hin, die Arme nach den Seiten ausgestreckt. Atme ein. Drehe dich nach links und packe deinen linken Knöchel mit der rechten Hand. Strecke den linken Arm nach oben, schaue zu deiner Hand hoch und atme dabei aus.
Atme ein und stelle dich wieder aufrecht hin. Mache dasselbe mit der andere Seite.

6. Helden-Stellung

Stelle dich mit gegrätschten Beinen hin, die Handflächen vor deinem Rüssel zusammengelegt. Atme ein, drehe dich nach links und beuge dein linkes Knie; dein rechtes Bein ist nach hinten gestreckt. Beuge dich mit vorgereckten Armen nach vorne und versuche dabei, von den Füßen bis zu den Händen eine gerade Linie zu bilden. Atme aus. Atme wieder ein und hebe deine Arme, sodass sie neben den Ohren liegen. Schaue nach oben auf deine Hände. Atme aus und stelle dich dabei aufrecht hin, die Beine zusammen, die Handflächen wie zu Beginn aufeinander gelegt.
Wiederhole das Ganze mit der anderen Seite.

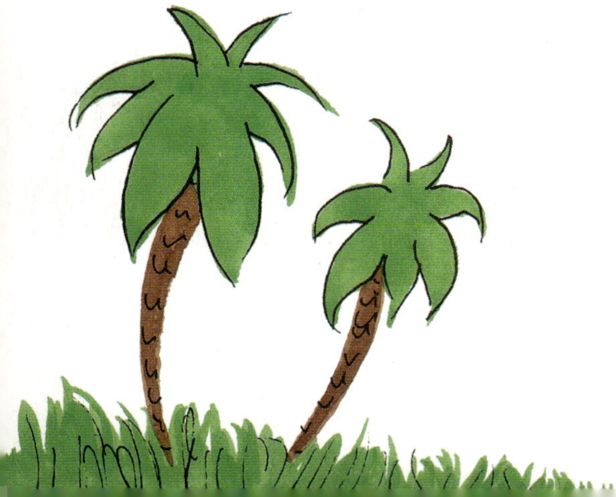

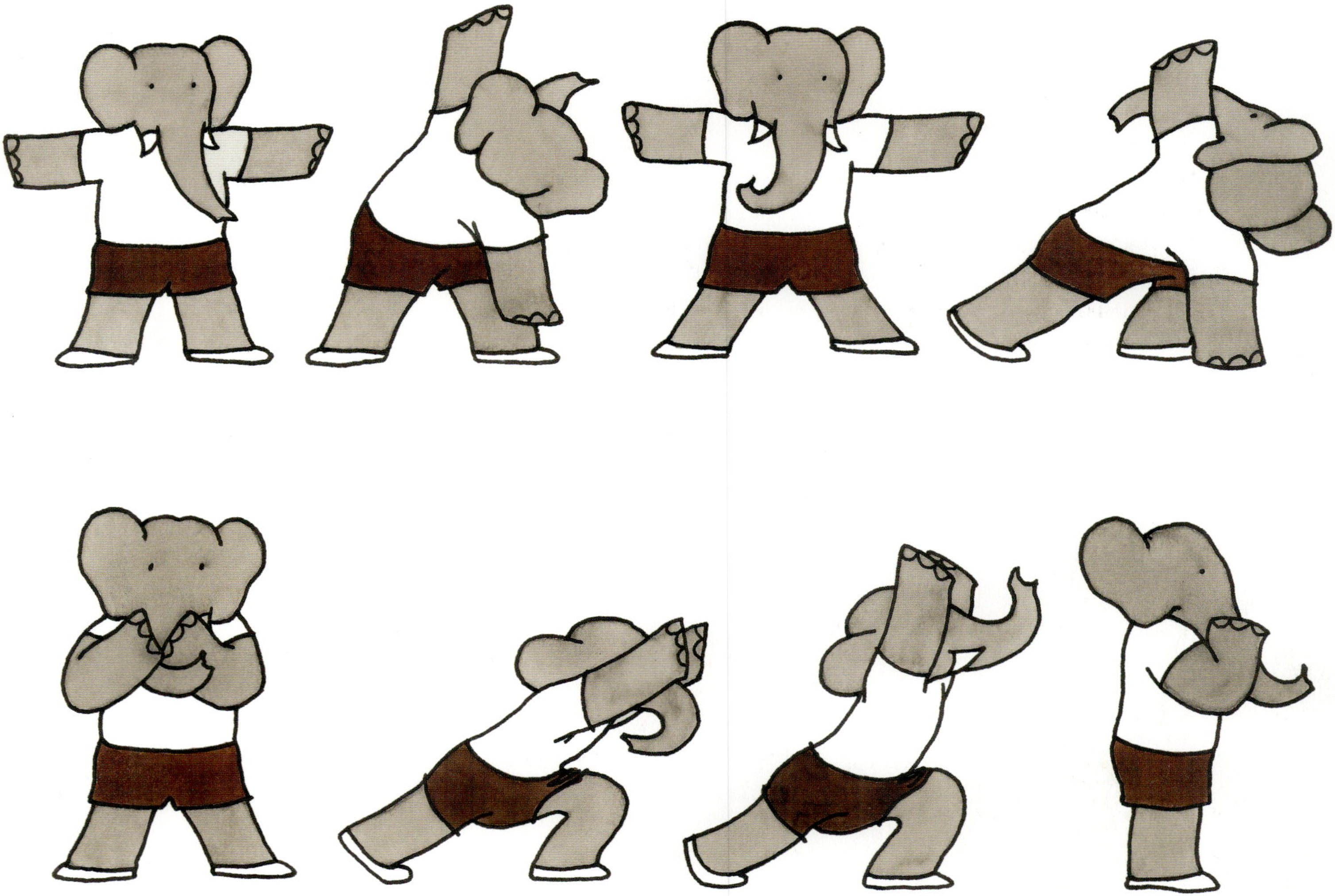

Jetzt zeige ich dir ein paar Übungen, die das Gleichgewichtsgefühl verbessern. Längst nicht jeder Elefant hat ein so gutes Gleichgewichtsgefühl, dass er sie machen kann. Wie sieht´s bei dir aus?

1. Stelle dich gerade hin. Dann strecke das linke Bein nach hinten, während du dich mit ausgestreckten Armen nach vorne beugst. Dein Körper sollte wie ein T aussehen: Das rechte Bein bildet die senkrechte Linie, und das linke Bein und die Arme sind die waagrechte Linie. Wiederhole das Ganze mit dem anderen Bein. Diese Übung ist eine der Helden-Stellungen.

2. Stelle dich gerade hin, hebe dein rechtes Bein und halte es angewinkelt nach hinten. Packe deinen rechten Fuß mit der rechten Hand, während du deinen linken Arm nach vorne streckst (vielleicht ist es bequemer für dich, wenn du deinen Rüssel über den ausgestreckten Arm legst). Biege dabei deinen Rücken durch.

Wiederhole die Übung mit der anderen Seite.

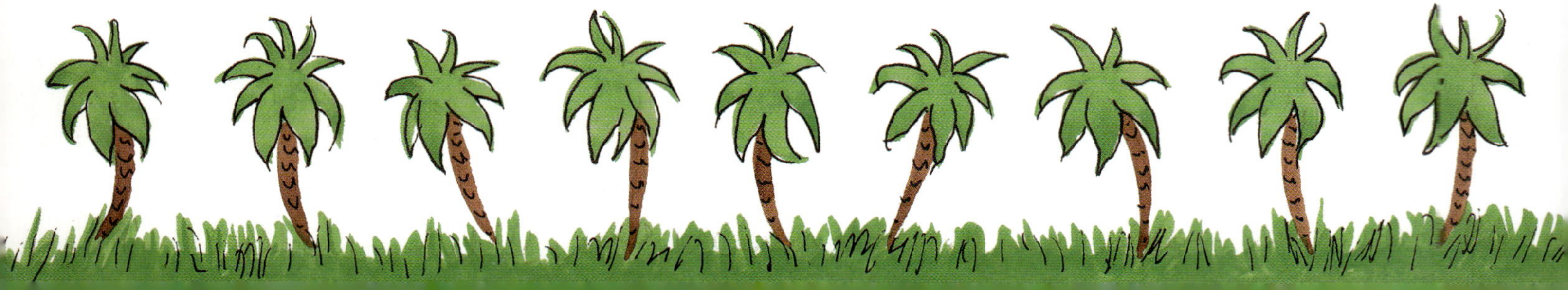

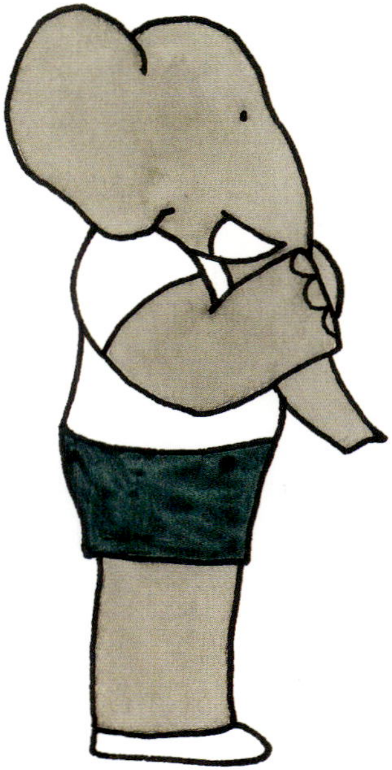

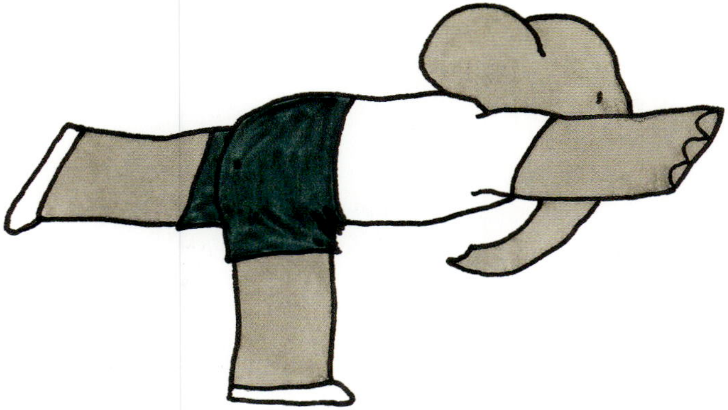

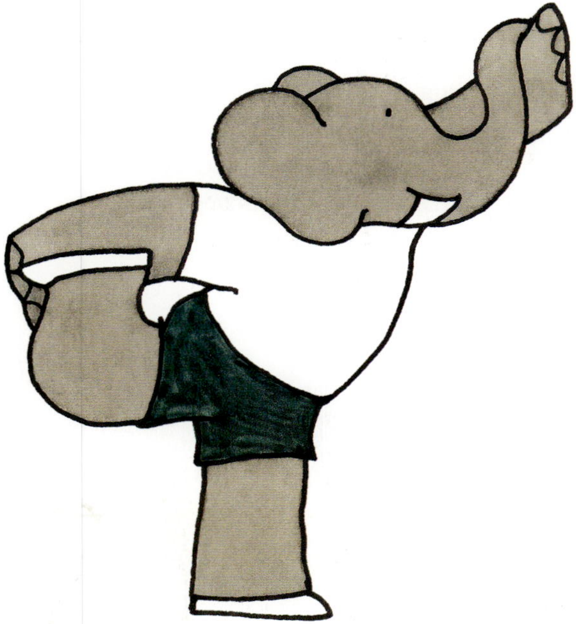

Diese Übungen machen einen starken Rücken.

1. Lege dich auf den Bauch; die Handflächen sind neben den Schultern auf dem Boden.
2. Stemme deine Brust mit den Armen vom Boden weg. Atme ein. Schaue nach oben, hebe den Rüssel und biege den Rücken durch. Das ist die Kobra-Übung.
3. Atme aus. Hebe Arme und Beine so hoch wie möglich. Bleibe eine Weile in dieser Stellung.
4. Lege dich wieder hin und entspanne dich.
5. Greife mit der rechten Hand nach hinten und packe den rechten Knöchel. Strecke den linken Arm nach vorne. Bleibe eine Weile in dieser Stellung.
6. Wiederhole das Ganze mit der andere Seite.

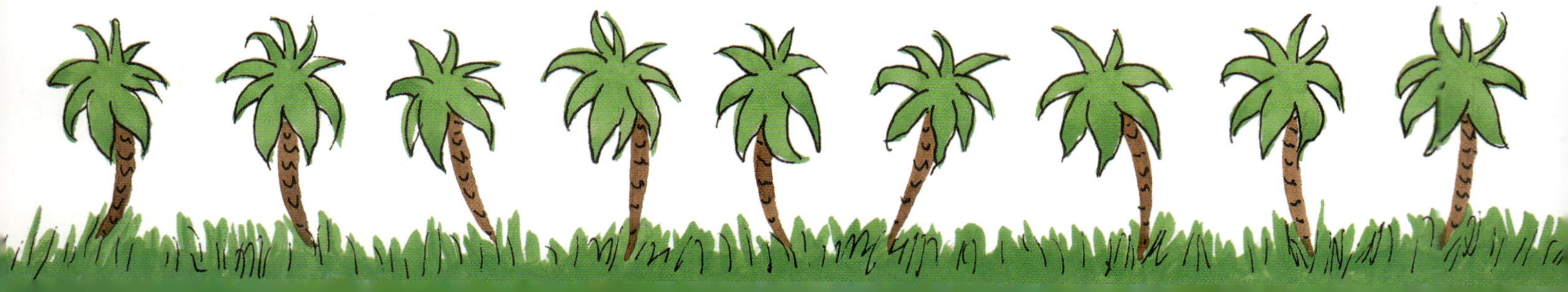

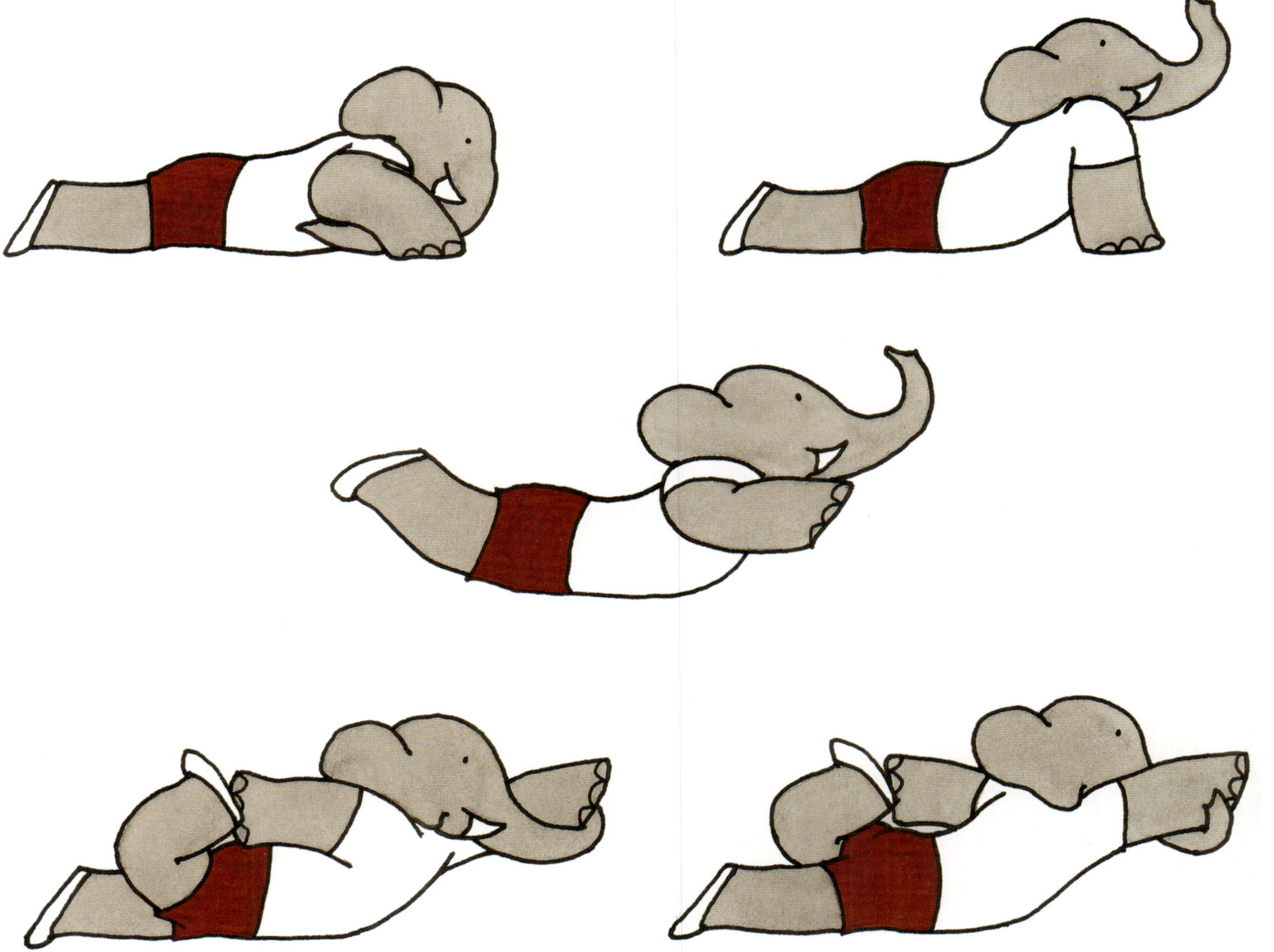

Diese Übung ist gut für die Bauchmuskeln.

1. Lege dich entspannt auf den Rücken.
2. Atme ein. Hebe Kopf und Beine. Atme aus. Winkle die Knie leicht an, schiebe deinen Oberkörper weiter vor und drücke dabei mit den Händen gegen die Knie.
3. Lass deinen Kopf jetzt nach hinten hängen. Das ist ganz schön schwierig! Fühlst du es in deinen Bauchmuskeln? Halte die Stellung. Diese Übung heißt Halbes Boot.
4. Dann hebe deinen Kopf wieder, strecke Arme und Beine nach vorne und probiere so lange herum, bis du dein Gleichgewicht gefunden hast – diesmal aber auf deinem Hinterteil, nicht auf deinem Rücken. Das ist die Boot-Stellung.
5. Danach darfst du dich wieder auf den Boden legen und entspannen.

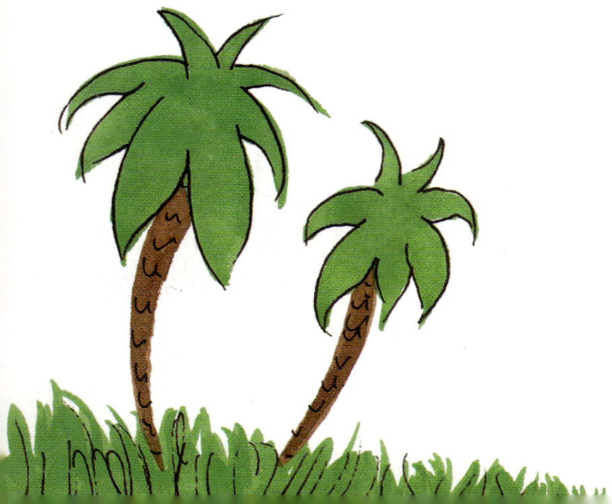

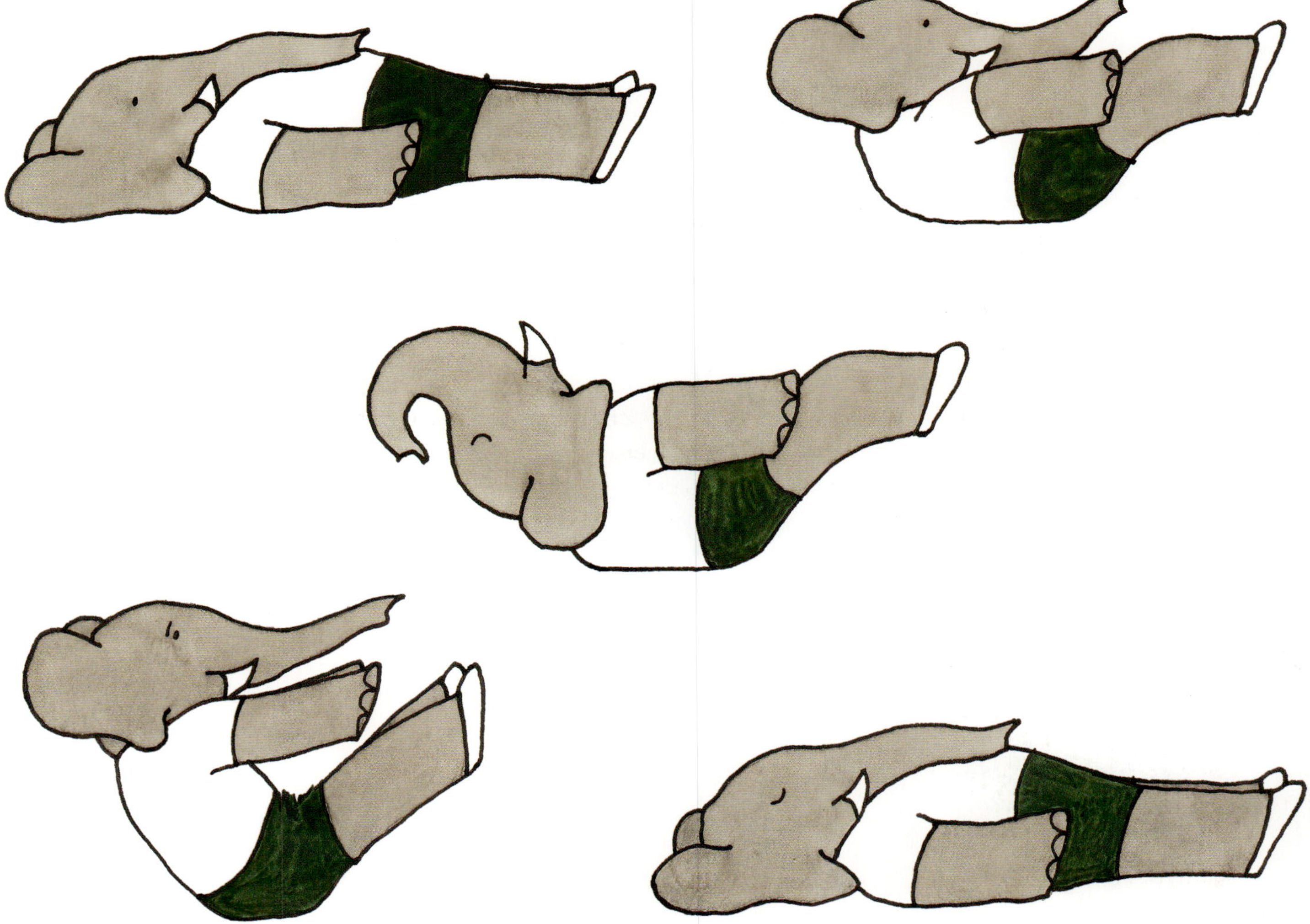

Diese Übung heißt Pflug. Sie hilft dir, gelenkig zu bleiben.

1. Lege dich auf den Rücken. Atme ein. Winkle die Knie über dem Bauch an.
2. Lege die Arme neben dich auf den Boden und hebe die Beine.
3. Atme aus und schiebe dabei auch den Rücken nach oben.
4. Lass deine Beine langsam Richtung Gesicht sinken und schiebe weiter.
5. Schiebe mit gekrümmtem Rücken und ausgestreckten Beinen, schiebe, schiebe immer weiter und lass dabei deine Lungen leer werden ...
6. ... bis du mit den Füßen den Boden berührst. Halte deine Beine so gerade wie möglich. Wenn du diese Übung frühmorgens machst, dann wundere dich nicht, wenn du es nicht schaffst, mit den Füßen den Boden zu berühren.

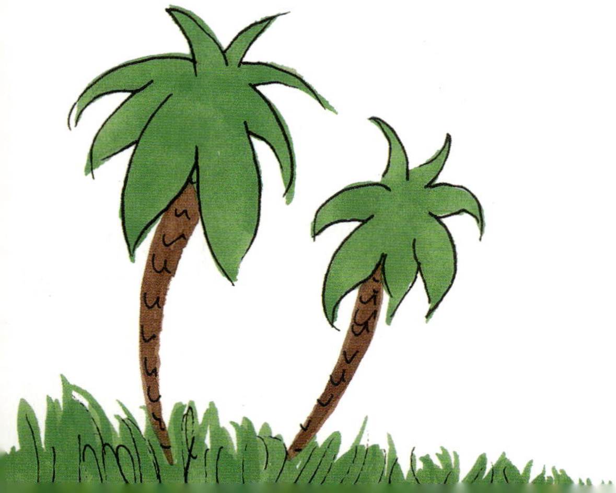

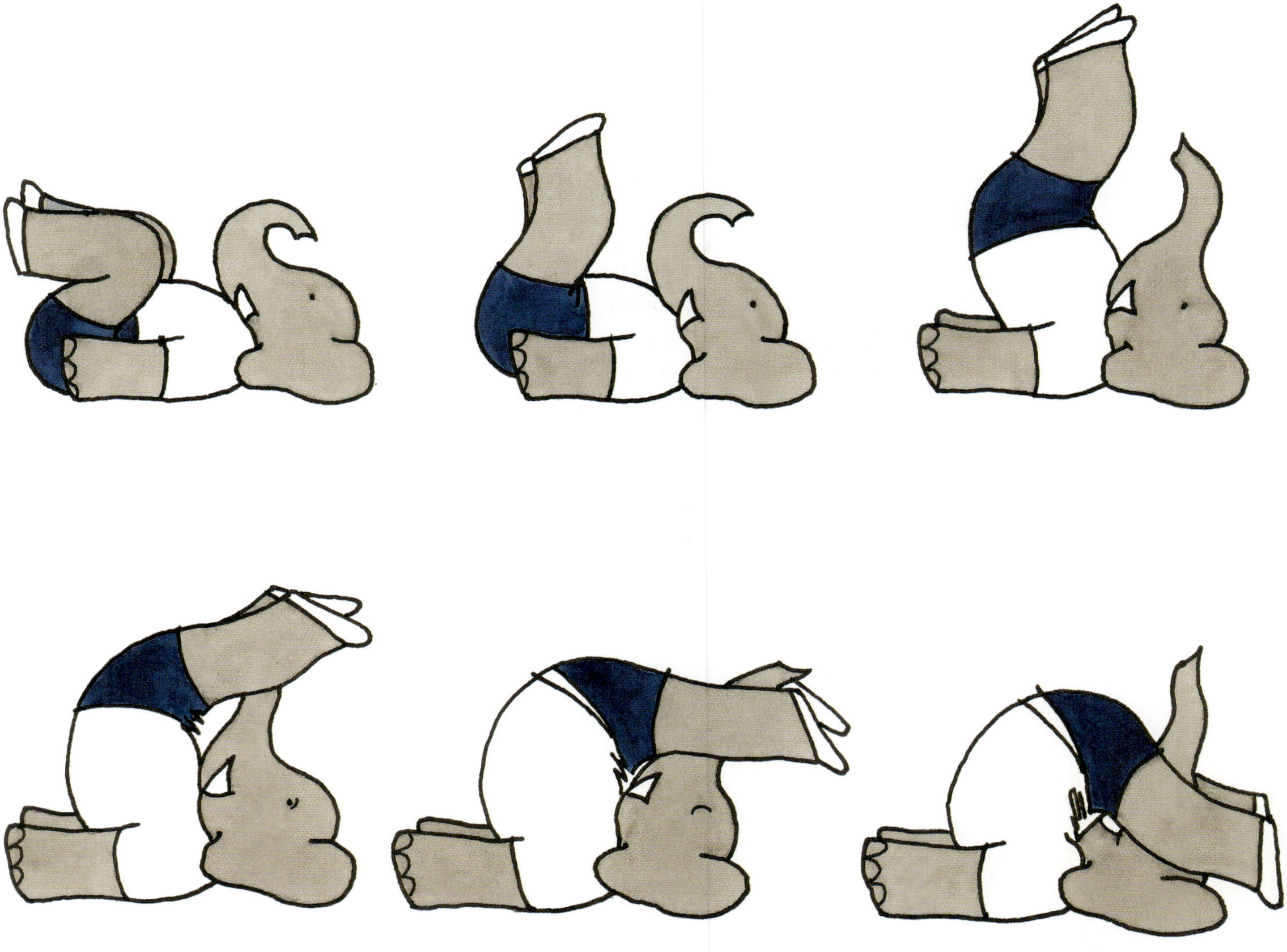

Meinst du, du kannst einen Kopfstand machen?

1. Setze dich auf deine Fersen.
2. Beuge dich vor und lege deinen Kopf auf den Boden, knapp über der Stirn, und stütze ihn mit den Händen ab. (Wenn das zu schwierig ist, dann stütze deinen Ellbogen mit dem Rüssel).
3. Verlagere dein Gewicht nach vorne auf deinen Kopf und hebe deine Füße. Winkle die Knie an und hebe sie hoch in Richtung Decke. Strecke dann deine Beine aus. Hebe sie höher, höher, höher in die Luft, bis deine Füße über deinem Kopf sind. Halte diese Stellung. Atme in kurzen Zügen.
4. Kehre langsam in die knieende Stellung zurück. Lass dich nicht nach hinten fallen. Wenn du merkst, dass du das Gleichgewicht verlierst, winkle schnell die Knie an. Das verlagert dein Gewicht wieder nach vorne. Komm langsam wieder auf den Boden zurück. Und jetzt ist ein erleichterter Stoßseufzer fällig. Bravo!

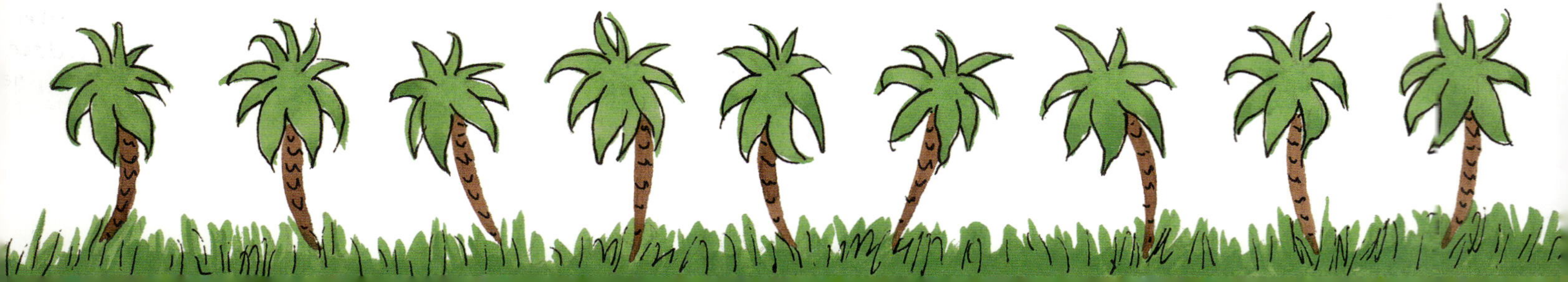

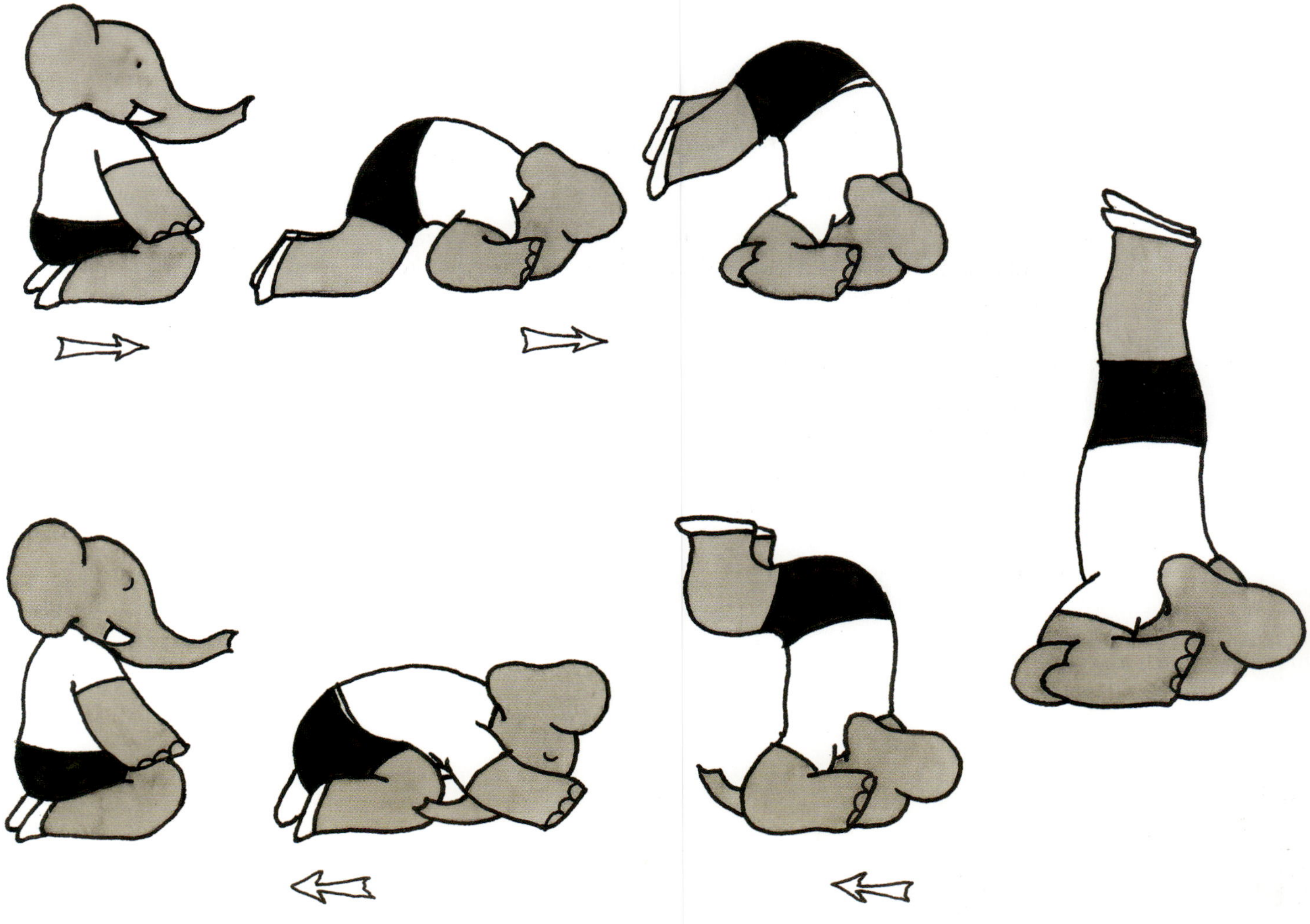

Wenn du im Kopfstand das Gleichgewicht nicht halten kannst, solltest du den Schulterstand üben: Nehme die Pflug-Stellung ein, lege die Hände auf deinen Rücken und stütze ihn ab. Dann kannst du deine Beine nach oben schieben. Strecke die Beine. Dein ganzer Körper sollte senkrecht sein. Halte die Stellung.

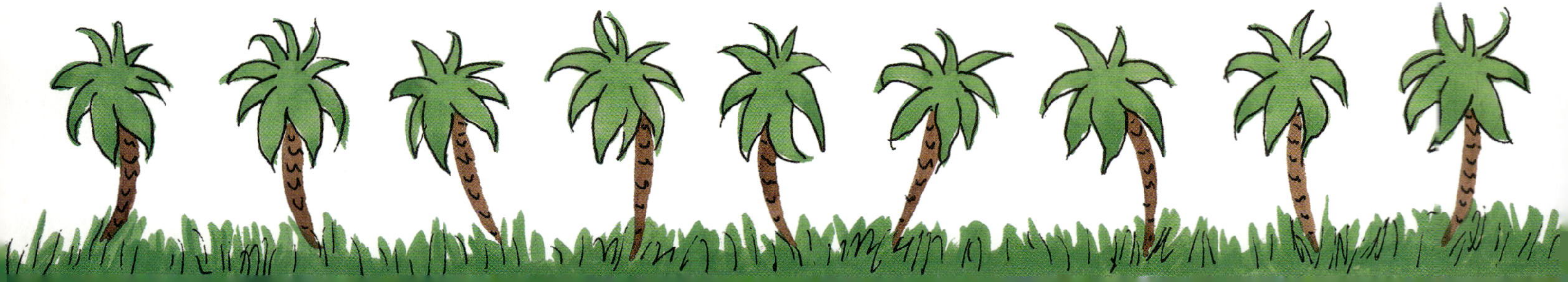

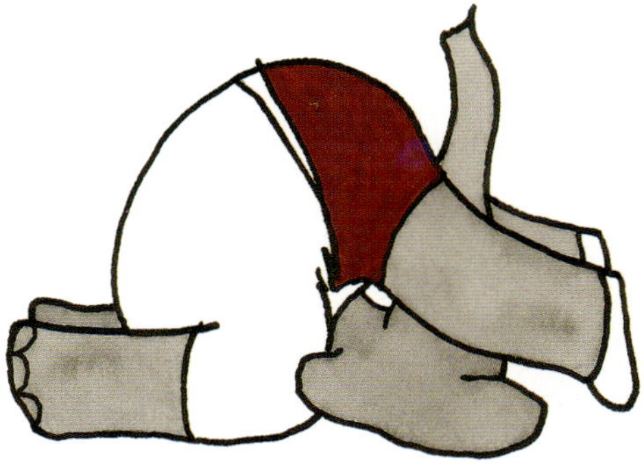

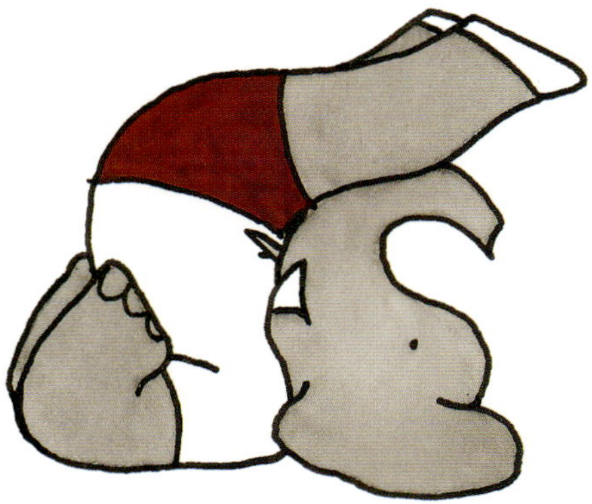

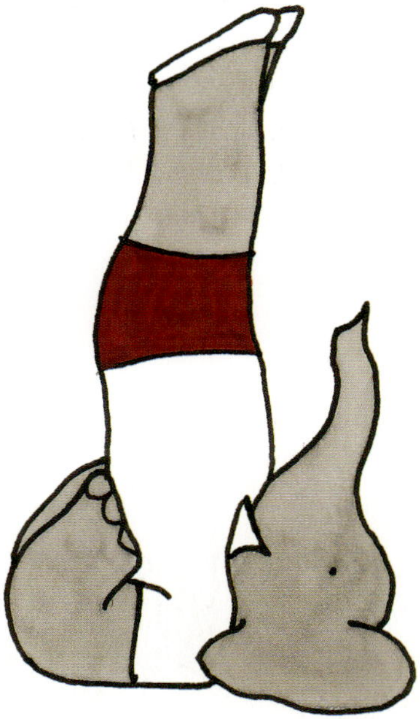

Diese Übung ist für Elefanten einfacher als für Menschen. Ehrlich gesagt kann ich mir nicht vorstellen, dass Menschen diese Übung überhaupt machen können.

1. Beuge dich vor und lege deinen Kopf mit dem Scheitel zuunterst auf den Boden zwischen die Hände. Verlagere dein Gewicht auf deinen Kopf und die Hände und hebe deine Beine mit angewinkelten Knien hoch.
2. Schiebe dein Hinterteil hoch; die Knie bleiben dabei eng angewinkelt. Hebe deinen Kopf vom Boden hoch. Dein ganzes Gewicht ruht auf deinen Händen.
3. Und jetzt strecke die Arme. Hast du es geschafft? Ich bin wirklich beeindruckt! Du bist ein Yoga-Meister!

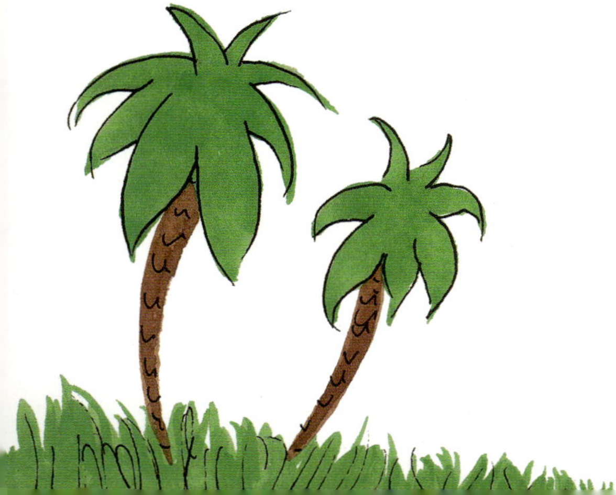

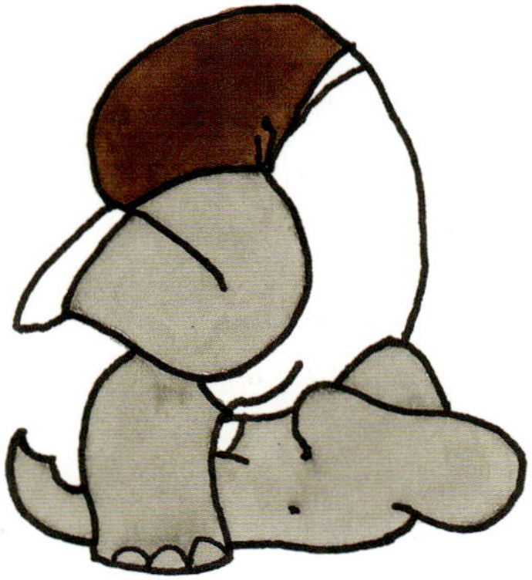

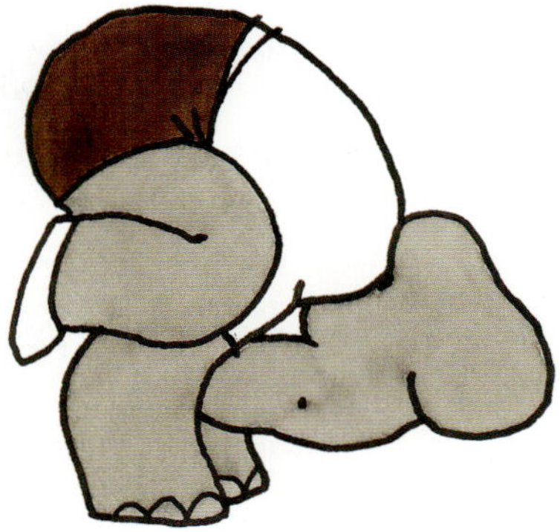

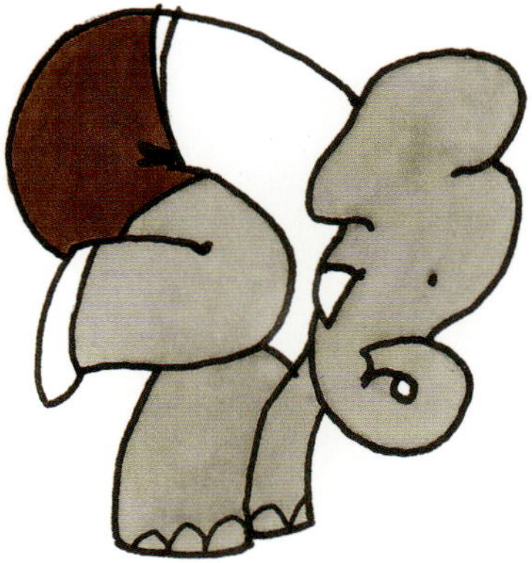

Das Wichtigste bei den Yoga-Übungen ist das Atmen. Konzentriere dich ganz auf deinen Atem. Diese Übung hilft dir dabei. Lege den Zeigefinger und den Mittelfinger auf deine Stirn zwischen die Augen und halte ein Nasenloch mit dem Daumen zu. Atme ein. Halte dein anderes Nasenloch mit dem Ringfinger zu und gib das erste Nasenloch wieder frei. Atme aus. Atme wieder durch dasselbe Nasenloch ein (als Elefant schaffe ich das mit einer Rüsseldrehung). Mach auf diese Weise weiter und entspanne dich dabei. Das ist Meditation.

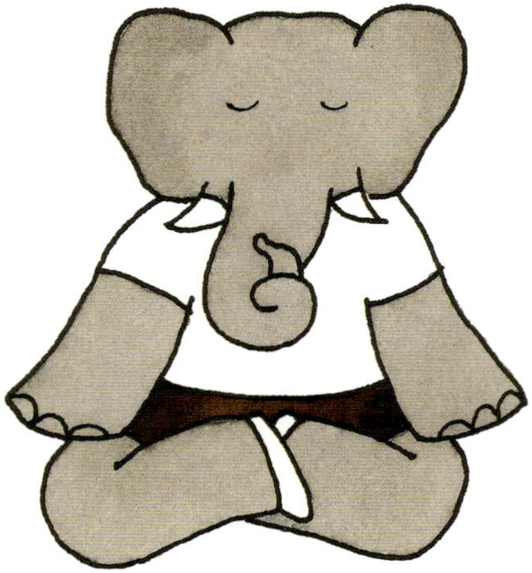

Jeder macht jetzt in Celesteville Yoga. Wenn die Sonne scheint, kann man die Elefanten überall draußen bei ihren Yoga-Übungen sehen.

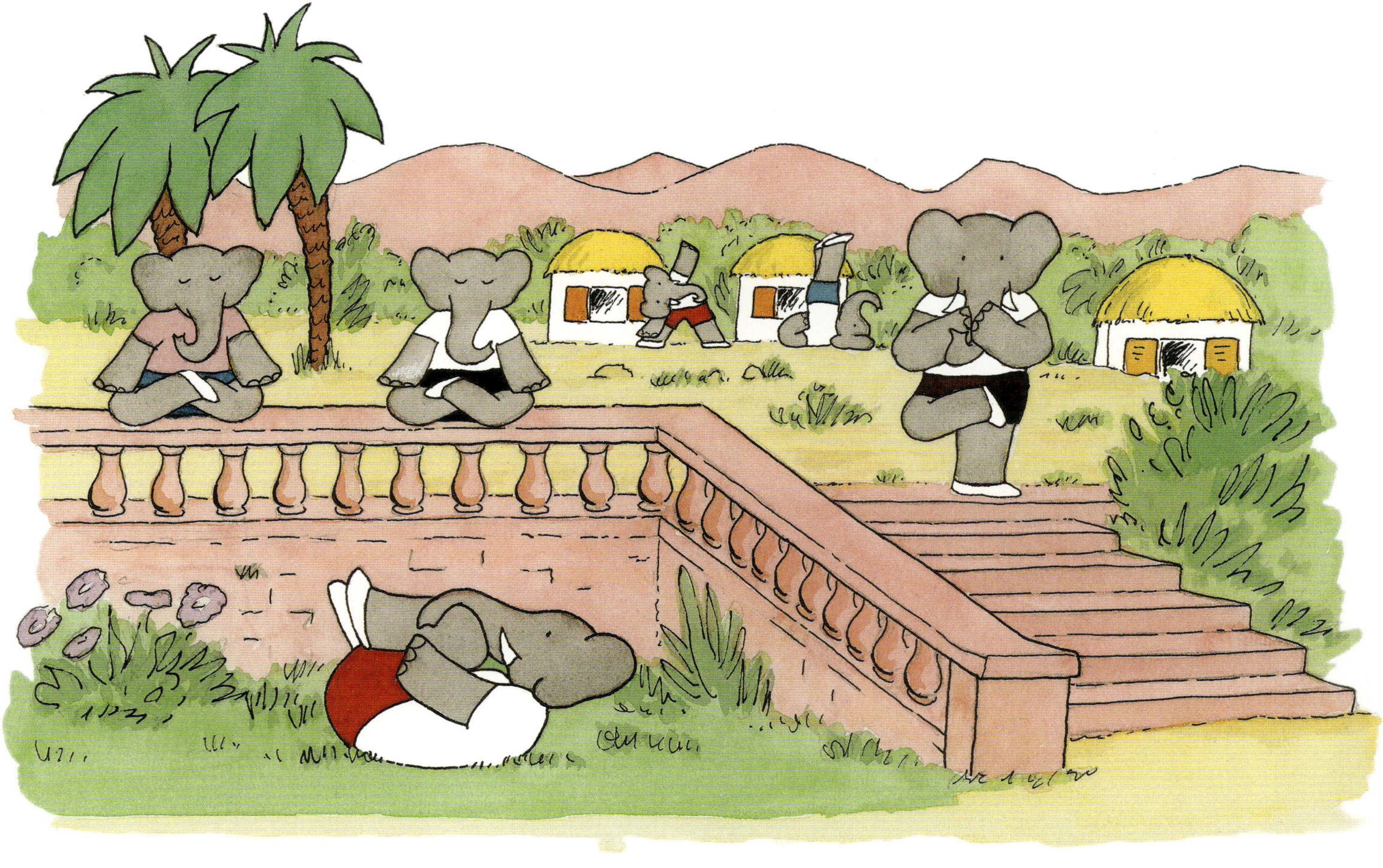

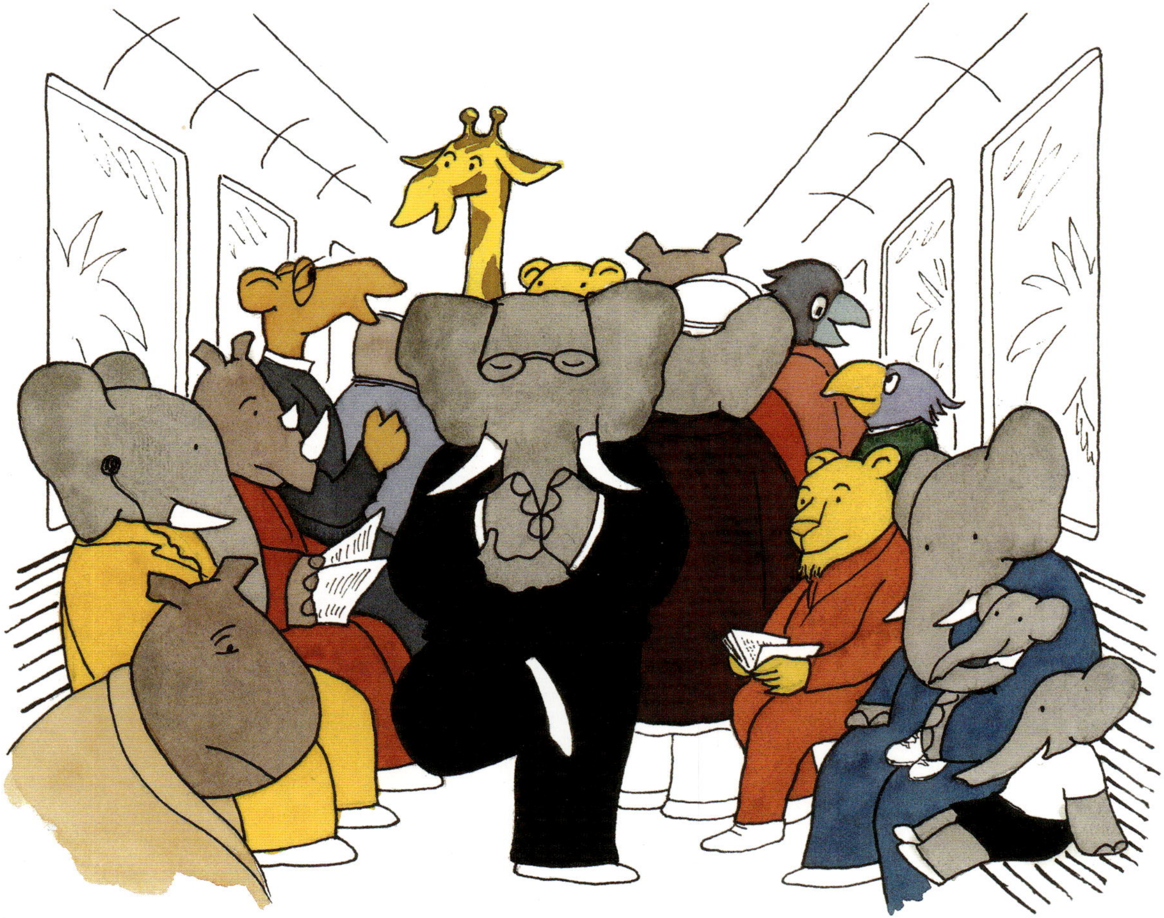

Cornelius hat mir erzählt, dass er gerne in einer Meditations-Stellung dasteht, wenn er während der Hauptverkehrszeit im Bus unterwegs ist. Er hat ein unglaublich gutes Gleichgewichtsgefühl! Ich schaffe es nicht, mit geschlossenen Augen so dazustehen.

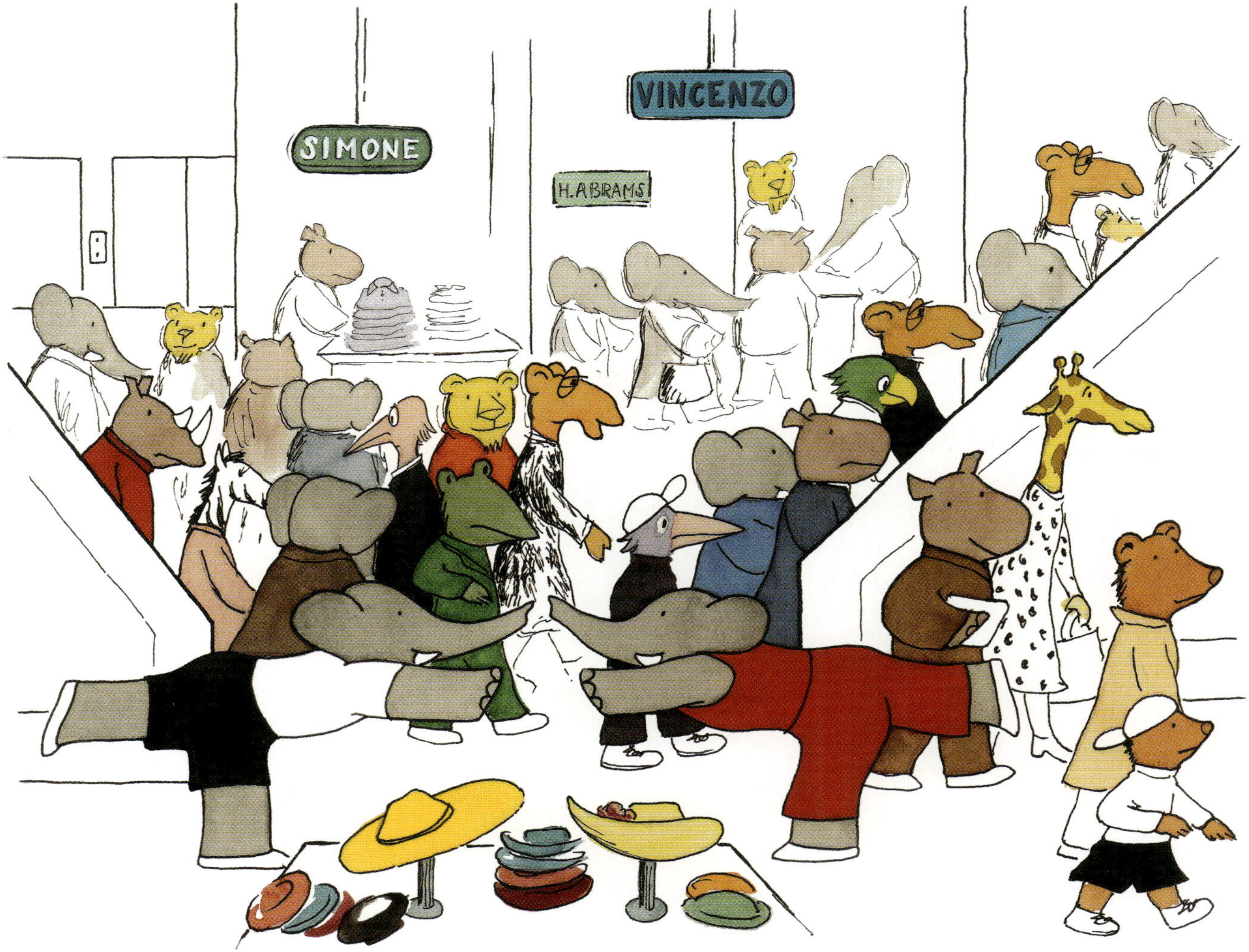


Im Kaufhaus entspannen manche Kunden gern ein paar Minuten mit Yoga.

Celeste und ich haben auf unseren Reisen um die Welt immer unsere Yoga-Techniken dabei. Wir haben herausgefunden, dass man besonders nervtötende Situationen am ruhigsten übersteht, wenn man dabei eine Yoga-Übung macht. Yoga ist eine echte Hilfe, wenn im Flughafen von Celesteville wieder mal eine Verspätung angesagt wird.

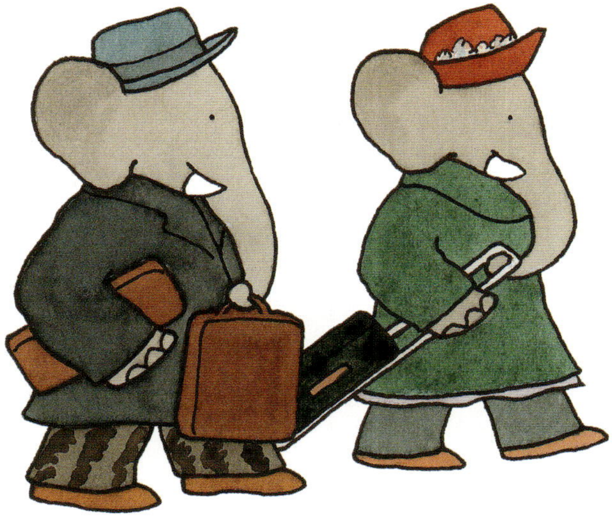

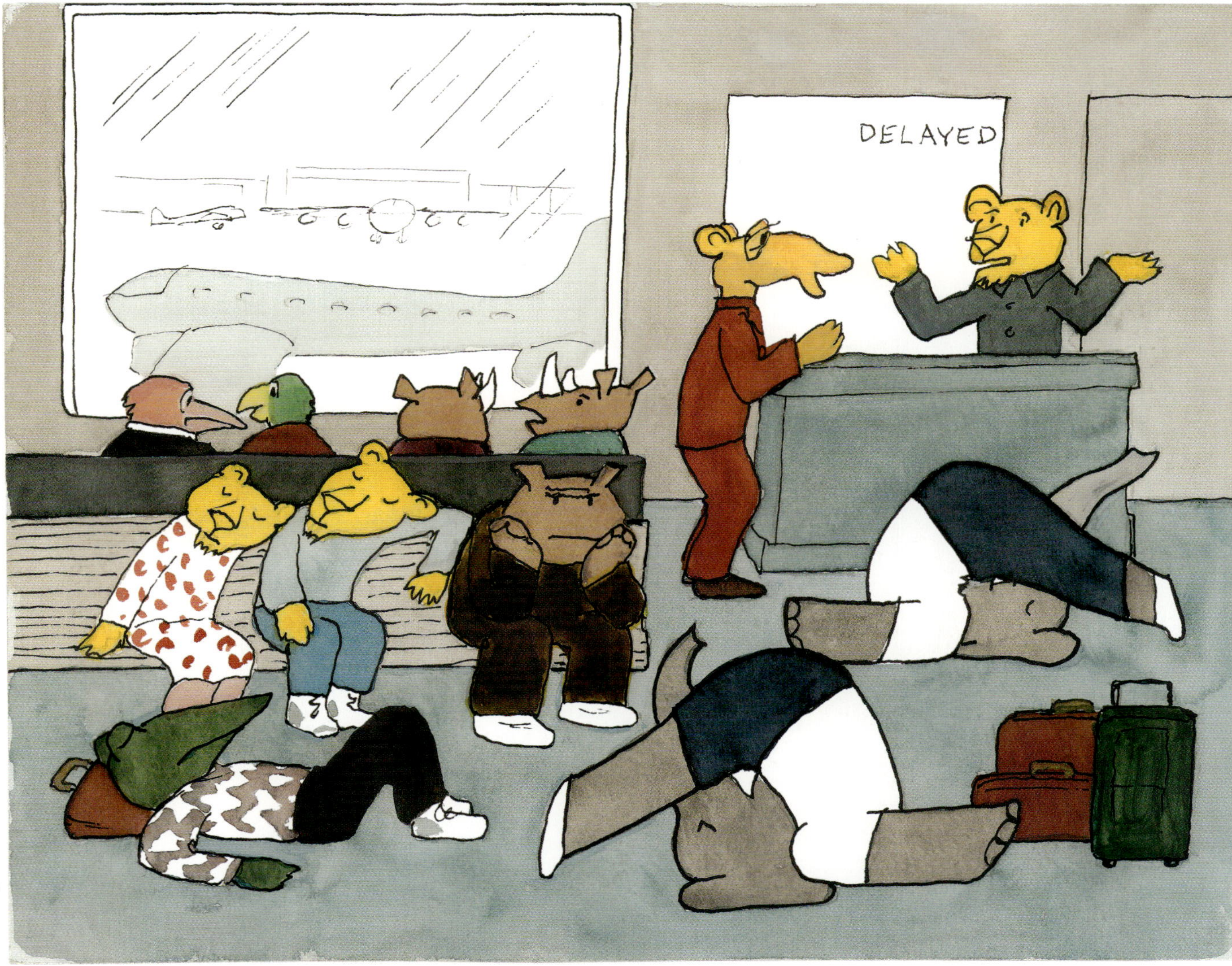
DELAYED

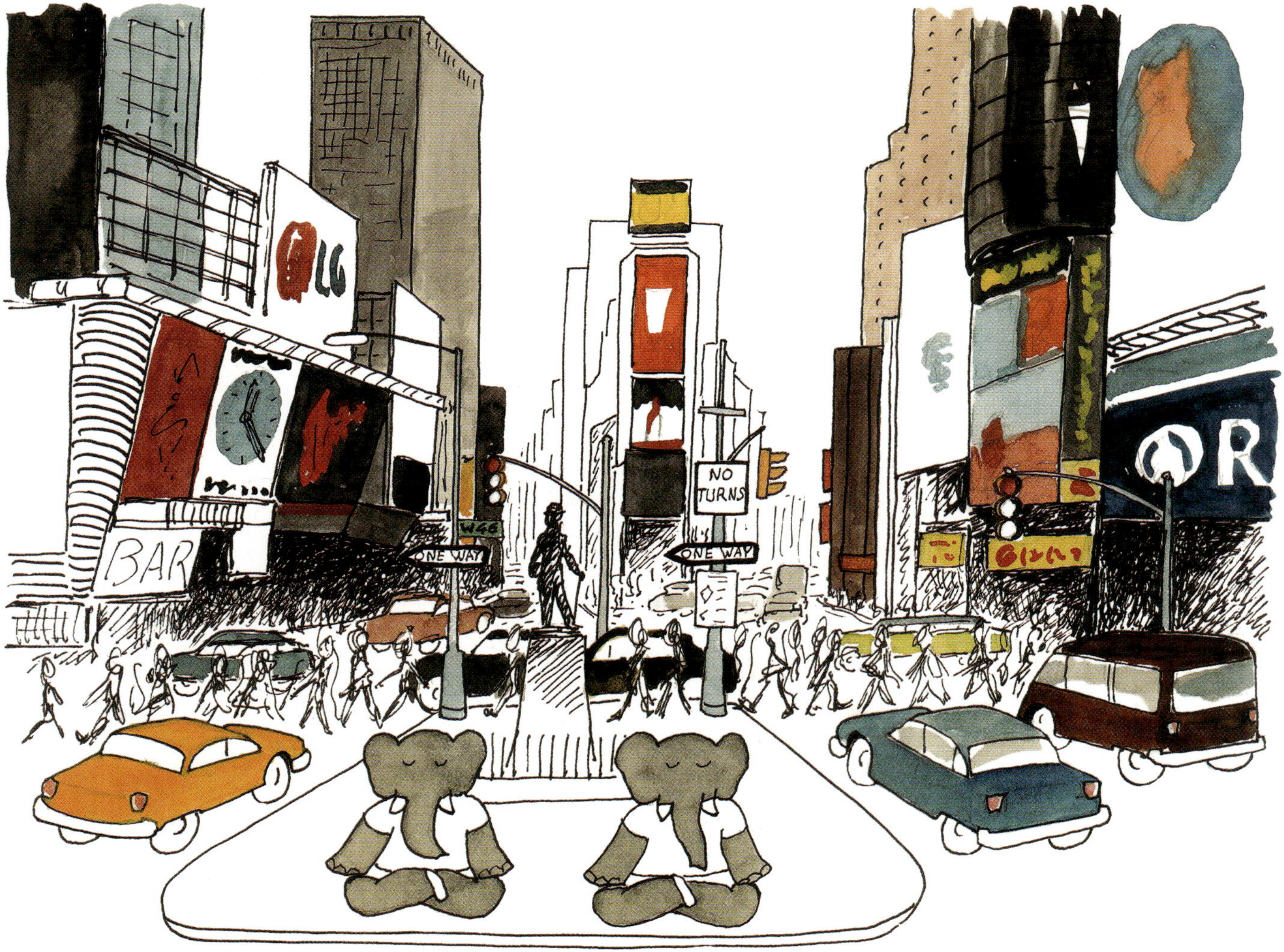


Wir lieben New York, aber der Verkehr am Times Square ist einfach fürchterlich. Im Lotus-Sitz kehrt unser Geist nach Celesteville zurück.

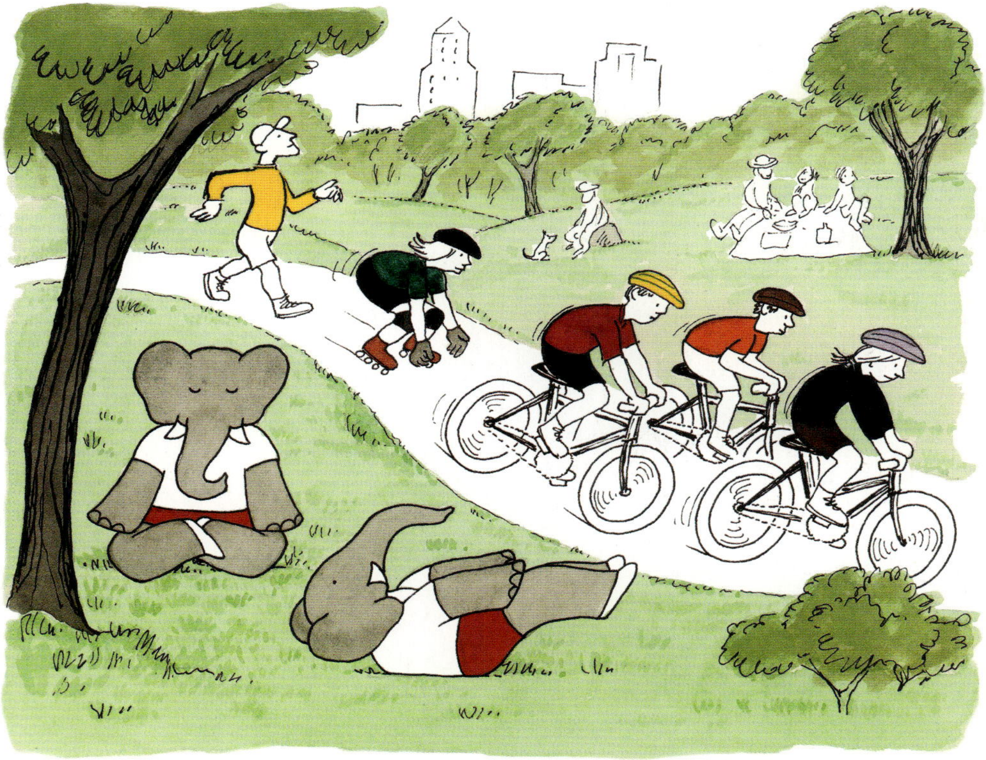

Überall im Central Park vergnügen sich die Leute, jeder auf seine Weise. Wir machen am liebsten Yoga auf der Wiese.

Auf dem Dach des Metropolitan Museum of Art habe ich die Übung Schiefe Ebene gemacht. Celeste hat mir erzählt, dass ich wie ein Wolkenkratzer ausgesehen habe. Dadurch sind wir auf eine Idee gekommen: Wir ahmen mit unseren Yoga-Übungen das nach, was wir sehen. Ich finde, das ist eine schöne Art zu meditieren. Auf diese Weise können wir mit der Welt um uns in Verbindung treten.

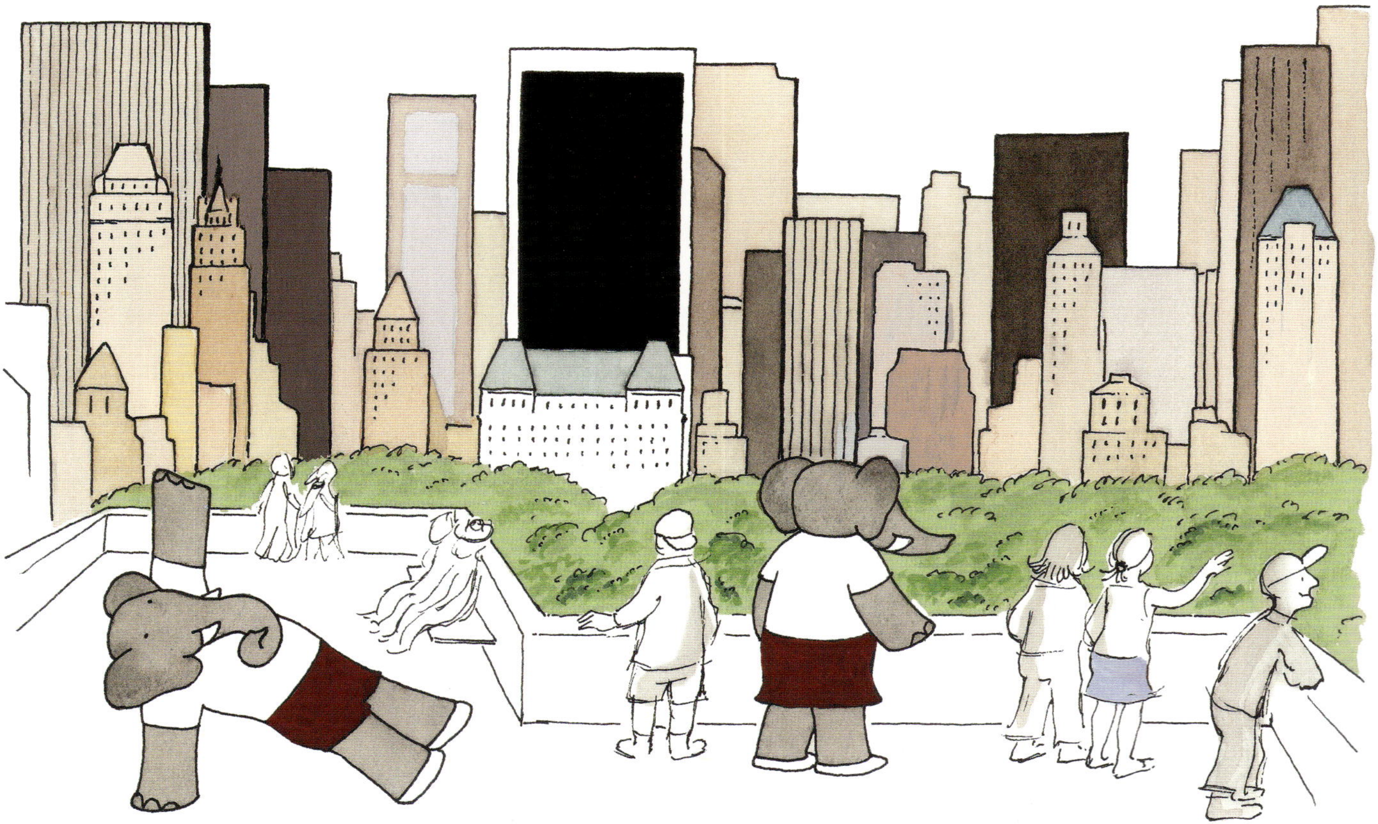

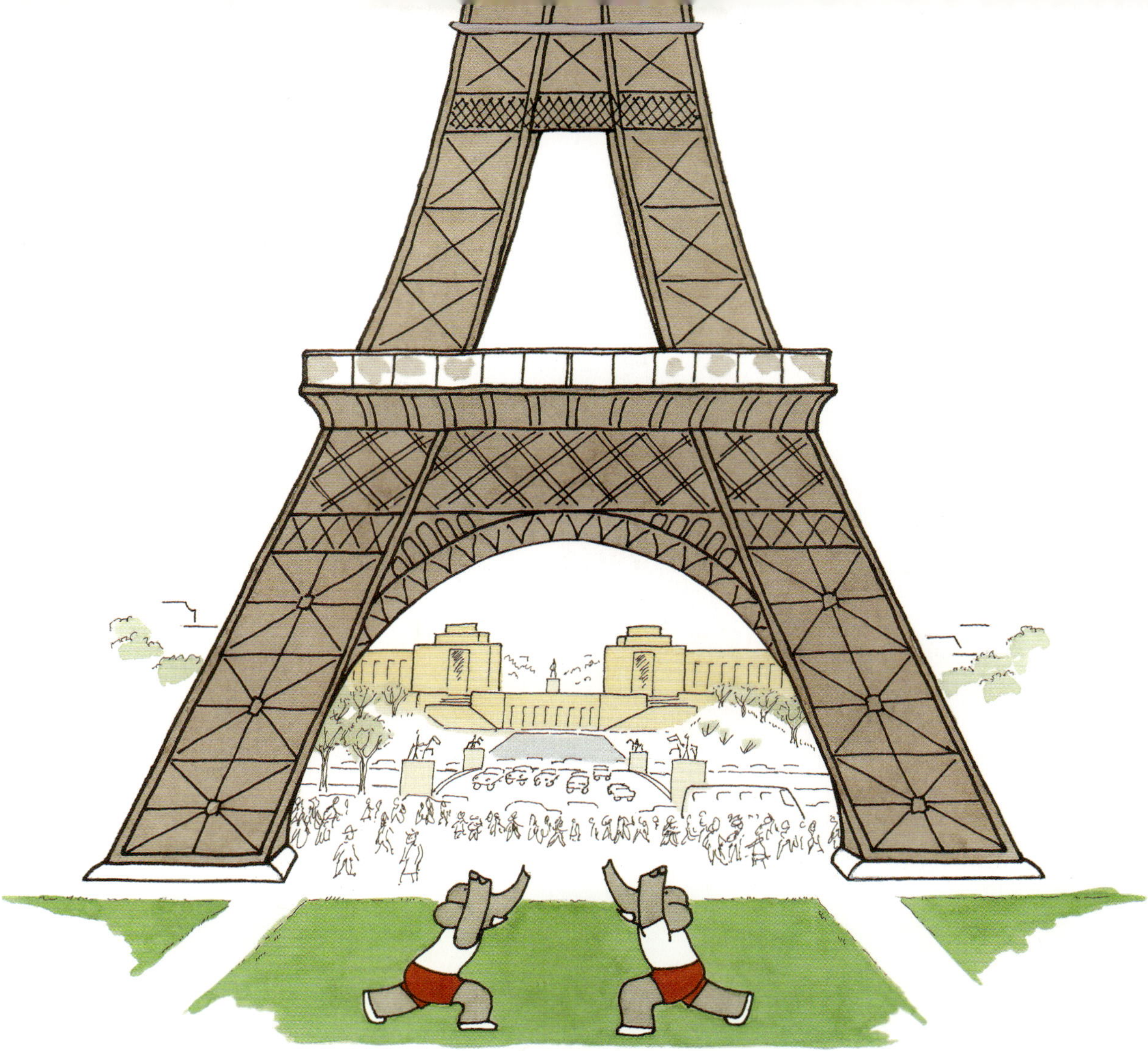

Vielleicht kam Herr Eiffel auf die Idee zu seinem Turm, als er zwei Leute in der Helden-Stellung gesehen hat.

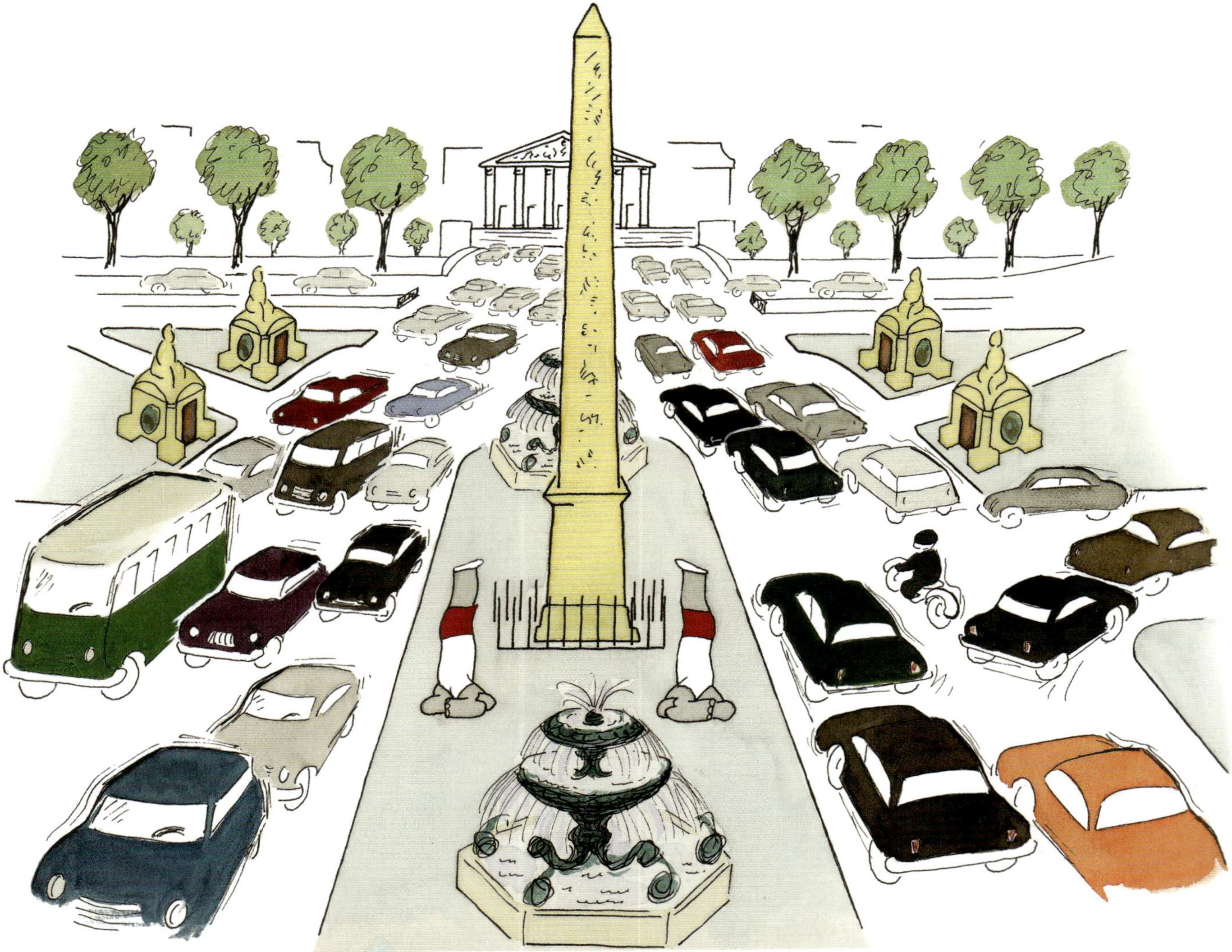

Auf dem Place de la Concorde in Paris haben wir Kopfstand gemacht.

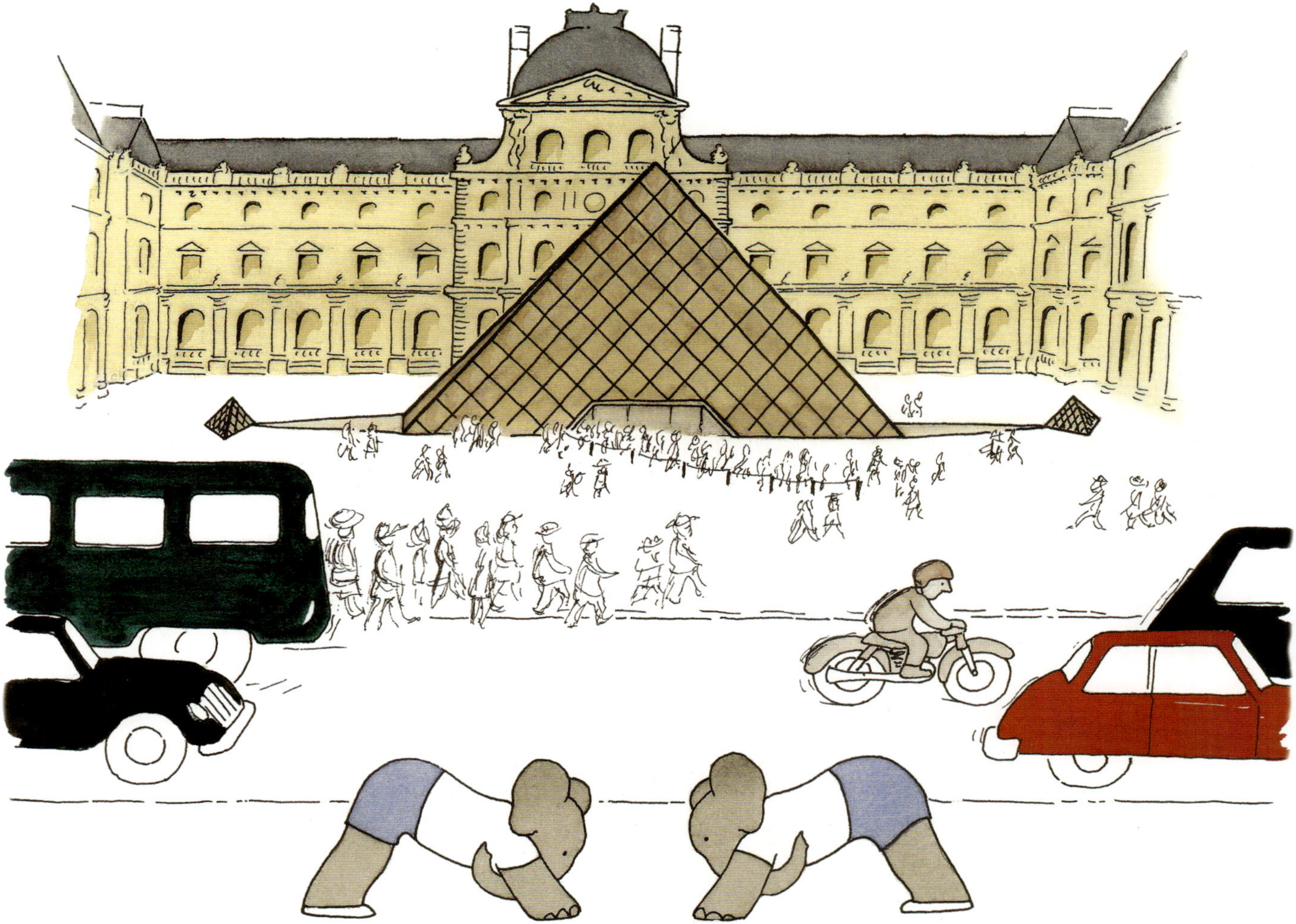

Den Abwärtsblickenden Hund haben wir vor dem Louvre geübt.

In Venedig auf dem Markusplatz haben wir die Rumpfbeuge im Stehen gemacht.

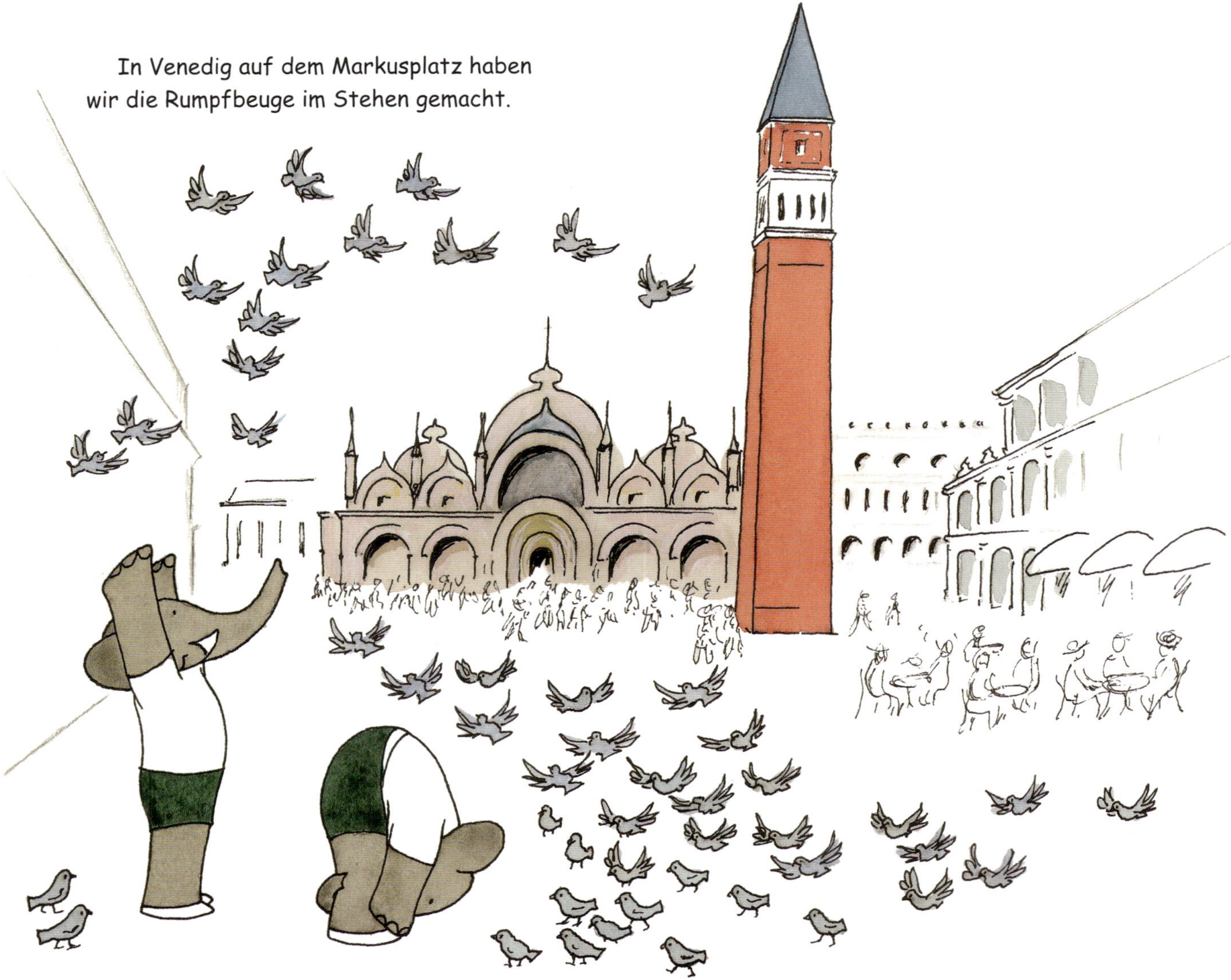

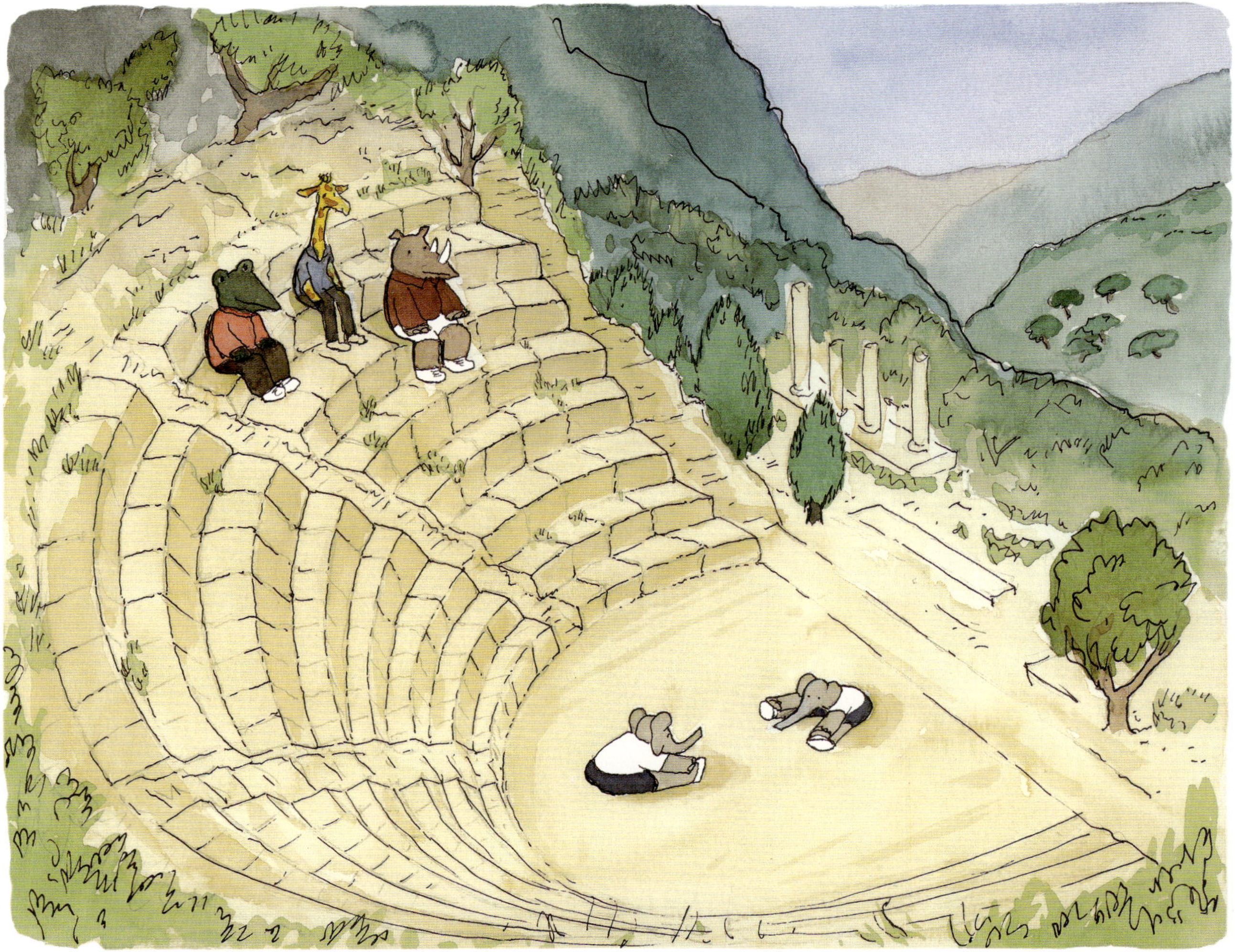

Griechische Amphitheater haben uns zur Gegrätschten Vorwärtsbeuge inspiriert.

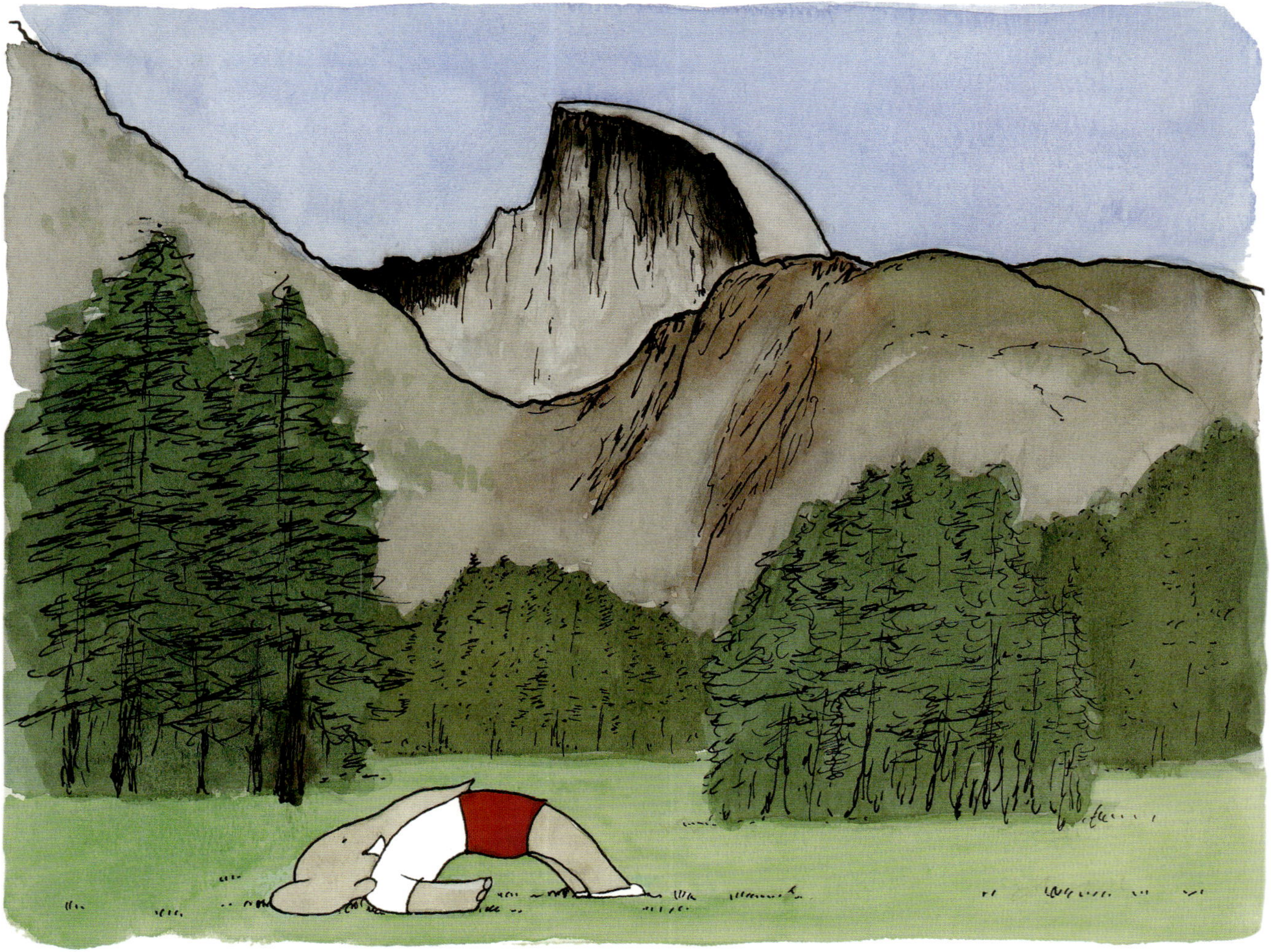

Und in Kalifornien habe ich vor dem Half Dome, einem riesigen Felsen im Yosemite Nationalpark, die Schulterbrücke gemacht.

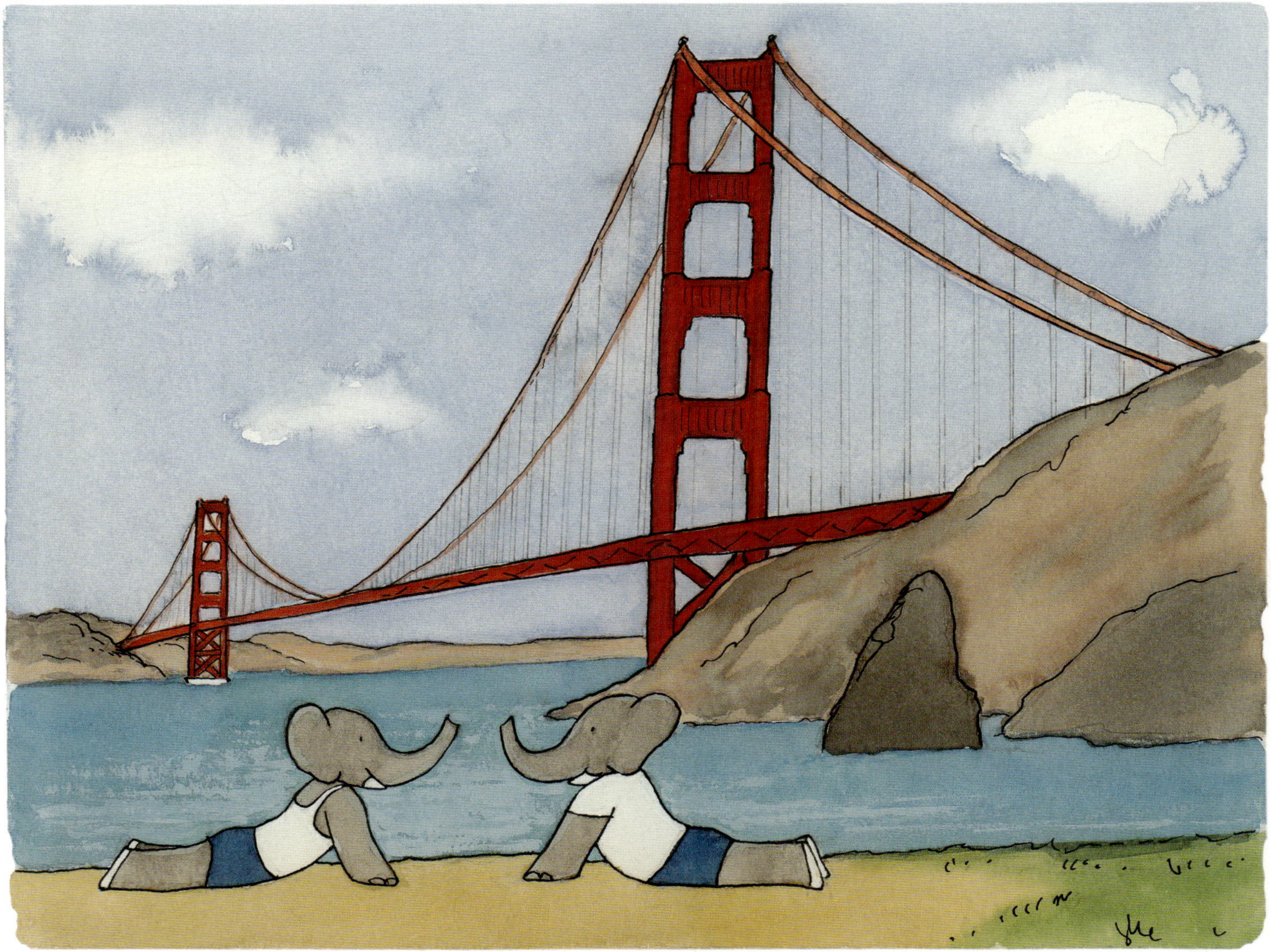

Die Golden Gate Bridge in San Francisco? Zwei Elefanten in Kobra-Stellung.

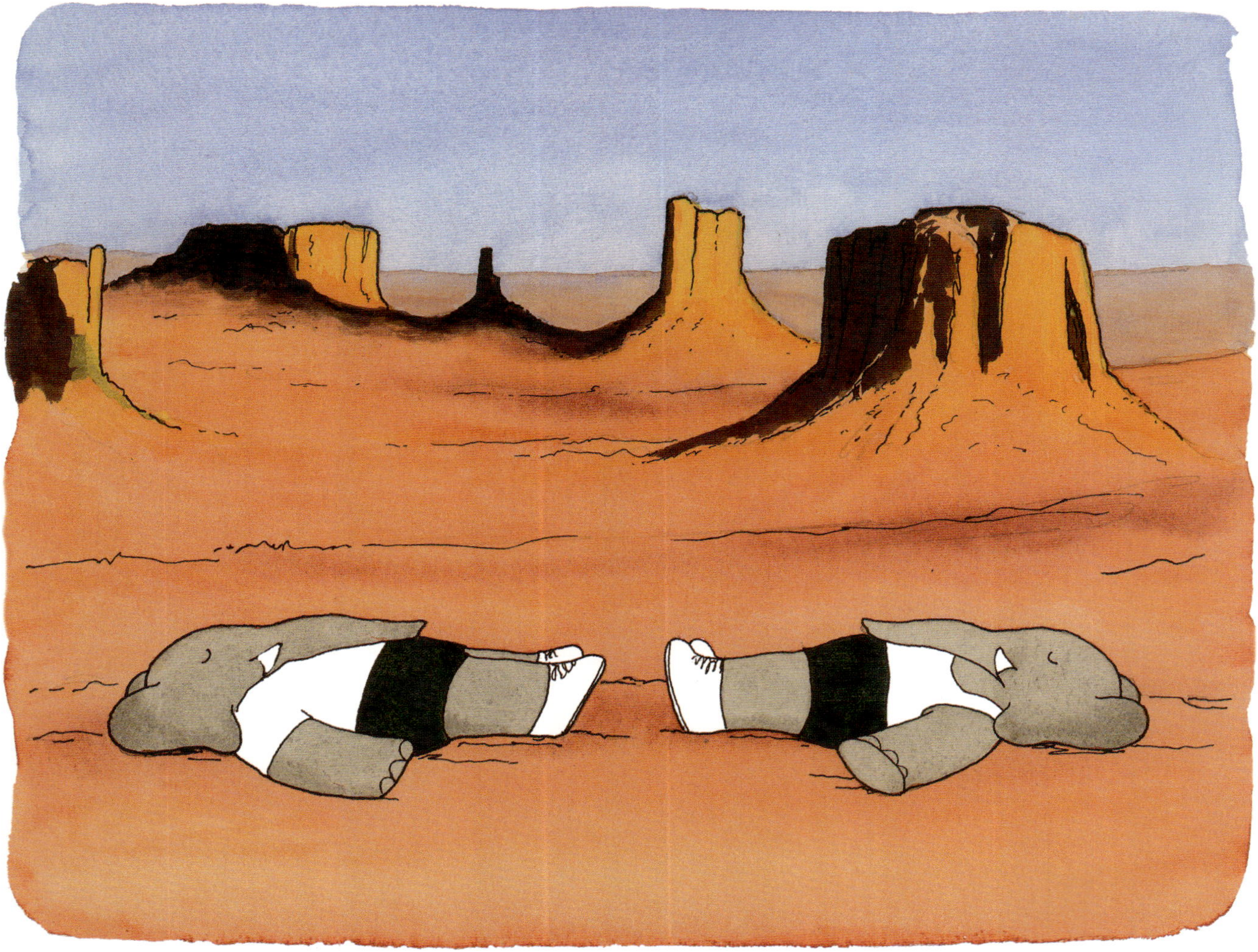

Im Monument Valley haben wir die »Toter-Elefant«-Stellung eingenommen – ein wunderbarer Augenblick der Meditation.

Jetzt, da wir wieder in Celesteville sind, suche ich mir nach einem geschäftigen Tag im Palast immer ein ruhiges Plätzchen, wo ich im Lotus-Sitz entspannen kann.

Mache jeden Tag ein bisschen Yoga. Anfangs merkst du wahrscheinlich keinen Unterschied. Aber wenn du weitermachst, fühlen sich dein Körper und dein Kopf nach ein paar Wochen bestimmt besser; davon bin ich überzeugt.

Wir alle in Celesteville hoffen, dass dieser Yogakurs für Elefanten dir Frieden und innere Harmonie bringt.

Namaste!

Babar

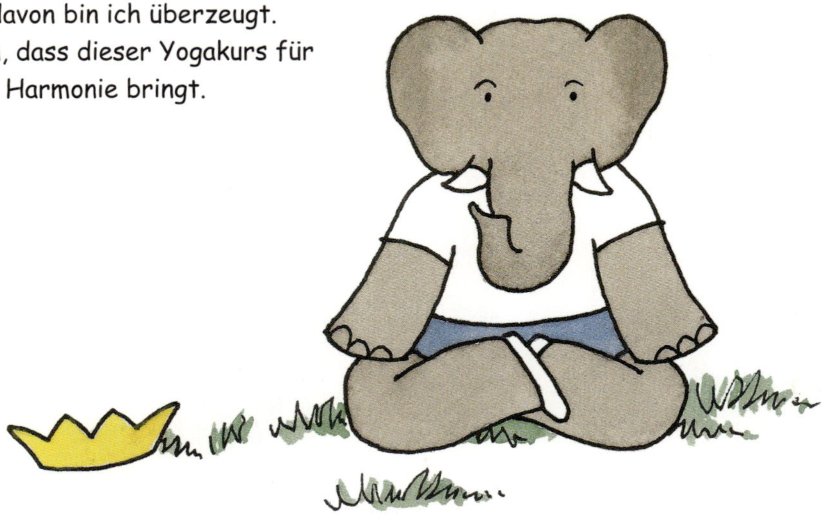

Dieses Buch ist für Elefanten gemacht, die sich für Yoga interessieren. Menschen und andere Tiere sollten Bücher benutzen, die speziell für sie geschrieben sind. Denk daran: Lass immer erst deine Gesundheit checken, bevor du ein Übungsprogramm beginnst.

Titel der Originalausgabe: *Babar's Yoga for Elephants*
Erschienen bei Harry N. Abrams, Inc, New York, 2002


Bibliografische Information Der Deutschen Bibliothek
Die Deutsche Bibliothek verzeichnet diese Publikation in der Deutschen Nationalbibliografie; detaillierte bibliografische Daten sind im Internet über http://dnb.ddb.de abrufbar.

Deutsche Erstausgabe 2004, Knesebeck Verlag

Ein Unternehmen der La Martinière Groupe

Layout: Edward Miller
Satz: satz & repro Grieb, München
Printed in Belgium

ISBN-13: 978-3-89660-372-2
ISBN-10: 3-89660-372-8



www.knesebeck-verlag.de

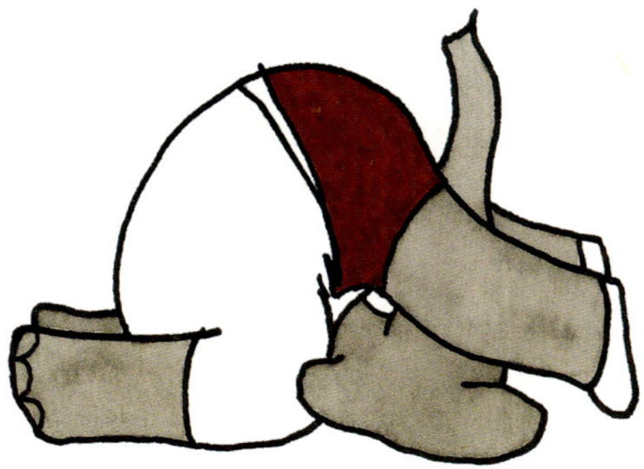